U0746508

超简单
快速取穴

主　编　郭长青　刘乃刚　郭　妍
副主编　张慧方　李　辉　李　勇

中国医药科技出版社

内 容 提 要

　　本书是北京中医药大学针灸推拿学院的专家教授根据数十年临床和教学经验编写而成。

　　全书共分为3篇，主要介绍了十四经腧穴及部分奇穴的定位、功能，为了便于记忆，同时配以相应的穴位图和解剖图接受。

　　本书具有简明扼要、通俗易懂、图文并茂、形象直观，便于记忆的特点，适用于中医临床医生、中医院校教师、学生参考使用，同时又适用于针灸爱好者和病患者使用。

图书在版编目（CIP）数据

　　超简单快速取穴 / 郭长青，刘乃刚，郭妍主编. —北京：中国医药科技出版社，2014.2

　　ISBN 978-7-5067-6585-5

　　Ⅰ . ①超… 　Ⅱ . ①郭… ②刘… ③郭… 　Ⅲ . ①选穴—基本知识　Ⅳ . ①R224.2

　　中国版本图书馆CIP数据核字（2014）第002779号

美术编辑　　陈君杞
版式设计　　郭小平

出版　　中国医药科技出版社
地址　　北京市海淀区文慧园北路甲22号
邮编　　100082
电话　　发行：010-62227427　　邮购：010-62236938
网址　　www.cmstp.com
规格　　787×1092mm $\frac{1}{32}$
印张　　$4\frac{1}{4}$
字数　　77千字
版次　　2014年2月第1版
印次　　2016年6月第2次印刷
印刷　　北京九天众诚印刷有限公司
经销　　全国各地新华书店
书号　　ISBN 978-7-5067-6585-5
定价　　**18.00元**
本社图书如存在印装质量问题请与本社联系调换

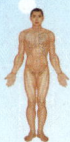

前言 *Preface*

　　针灸学是中国传统医学的重要组成部分，是我国医学宝库的一颗璀璨明珠，针灸学以其卓越的临床效果，为中华民族的繁衍昌盛做出了巨大的贡献。随着人们健康观念的转变，绿色、安全、有效的传统医学疗法越来越受到人们的青睐。尤其以针灸学为代表的传统疗法，正逐渐走出国门，传播到世界各地。

　　经络腧穴是针灸临床的基础，是针灸治疗疾病的关键。所以欲学欲用此术，必须掌握经络腧穴。然而中医经络循行遍及全身，腧穴众多，学习时知识点多、记忆困难，不利于针灸学的临床应用。本书正是针对经络腧穴的这些特点，将经络腧穴的内容进行了梳理、归纳和总结，尽量用简洁的文字进行表述，同时配以清晰直观的图片，便于学习记忆。

　　本书具有简明扼要、通俗易懂、图文并茂、形象直观，便于记忆的特点，适用于中医临床医生、中医院校教师、学生参考使用，同时又适用于针灸爱好者和病患者使用。

编　者

2014年1月

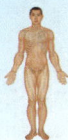

目录 *Contents*

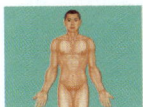

第一章
腧穴的定位

常用的定位法，有骨度分寸法，体表标志法，手指比量法和简易取穴法。

一、骨度分寸法

骨度分寸法，古称"骨度法"，即以体表骨节为主要标志折量周身各部的长度和宽度，定出分寸，并依次作为定穴标准的方法。此法最早见于《灵枢·骨度》。现代常用骨度分寸是根据《灵枢·骨度》，并在长期医疗实践中经过修改和补充而来的。（图1-1、1-2）

常用骨度表

部位	起止点	折量分寸	度量法	作用
头部	前发际正中至后发际正中	12	直寸	确定头部腧穴的纵向距离
	眉间（印堂）至前发际正中	3	直寸	确定前或后发际及其头部腧穴的纵向距离
	两额角发际（头维）之间	9	横寸	确定头前部腧穴的横向距离
	耳后两乳突（完骨）之间	9	横寸	确定头后部腧穴的横向距离

续表

部位	起止点	折量分寸	度量法	作用
胸腹胁部	胸骨上窝（天突）至胸剑结合中点（歧骨）	9	直寸	确定胸部任脉穴的纵向距离
	胸剑结合中点（歧骨）至脐中	8	直寸	确定上腹部腧穴的纵向距离
	脐中至耻骨联合上缘（曲骨）	5	直寸	确定下腹部腧穴的纵向距离
	两肩胛骨喙突内侧缘之间	12	横寸	确定胸部腧穴的横向距离
	两乳头之间	8	横寸	确定胸腹部腧穴的横向距离
背腰部	肩胛骨内侧缘至后正中线	3	横寸	确定背腰部腧穴的横向距离
上肢部	腋前、后纹头至肘横纹（平尺骨鹰嘴）	9	直寸	确定上臂部腧穴的纵向距离
	肘横纹（平尺骨鹰嘴）至腕掌（背）侧远端横纹	12	直寸	确定前臂部腧穴的纵向距离
下肢部	耻骨联合上缘至髌底	18	直寸	确定大腿部腧穴的纵向距离
	髌底至髌尖	2	直寸	确定小腿内侧部腧穴的纵向距离
	髌尖（膝中）至内踝尖（胫骨内侧髁下方阴陵泉至内踝尖为13寸）	15	直寸	确定大腿部前外侧部腧穴的纵向距离
	股骨大转子至腘横纹（臀沟至腘横纹为14寸）	19	直寸	确定大腿后部腧穴的纵向距离
	腘横纹（平髌尖）至外踝尖	16	直寸	确定小腿外侧部腧穴的纵向距离
	内踝尖至足底	3	直寸	确定足内侧部腧穴的纵向距离

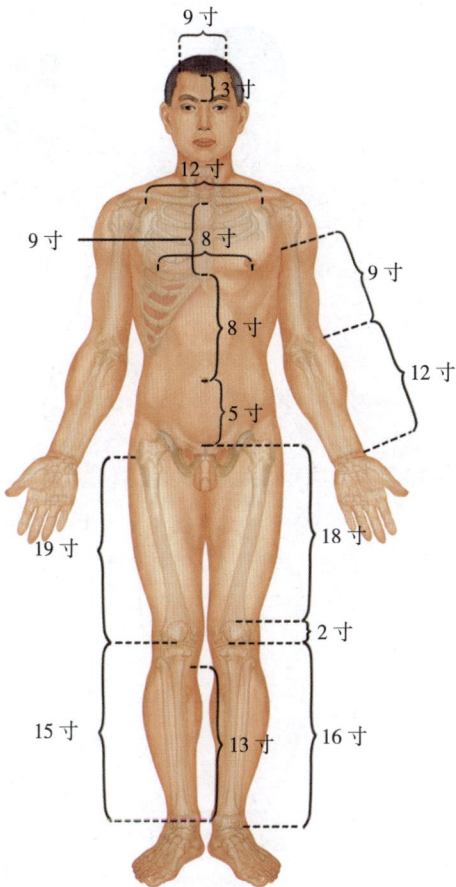

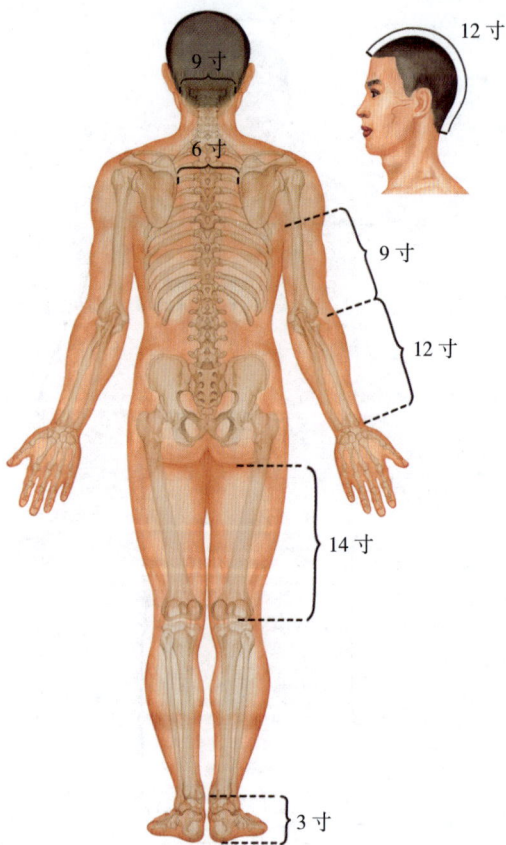

二、手指比量法

手指比量法，是用手指某局部之长度代表身体局部之长度而选取穴位的方法，又称"指寸法"或"同身寸法"。由于生长相关律的缘故，人类机体的各个局部间是相互关联而生长发育的。因此人的手指与身体其他部位在生长发育过程中，在大小、长度上有相对的比例。这样选定同一人体的某手指一部分来做长度单位，量取本身其他部位的长度是合理可行的。故这种方法称"同身寸法"。由于选取的手指不同，节段亦不同，可分为以下几类：

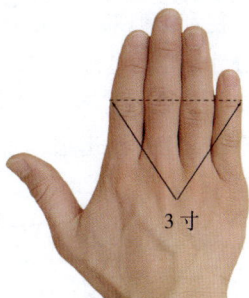

3寸

横指同身法

1. 横指同身寸法

又称"一夫法"：将食、中、无名、小指相并拢，以中指中节横纹处为准，量取四横指之横向长度，定为3寸。此法多用于腹、背部及下肢部的取穴。

1寸

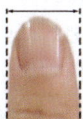

拇指同身寸

2. 拇指同身寸法

将拇指伸直，横置于所取部位之上下，依拇指指间关节的横向长度为1寸，来量取穴位。

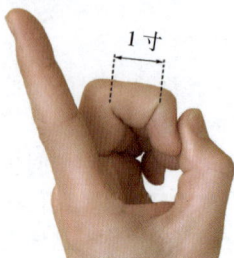

中指同身寸

3．中指同身寸法

将患者的中指屈曲，以中指指端抵在拇指指腹，形成一环状，将食指伸直，显露出中指的桡侧面，取其中节上下两横纹头之间的长度，即为同身之1寸。这种方法较适用于四肢及脊背横量取穴。

手指比量法在应用时较为便利，但取穴的准确性稍差。因此，该法必须在骨度分寸规定的基础上加以运用，不可以指寸法悉量全身各部，否则会导致长短失度。因此，手指比量法必须结合骨度分寸法运用，而作为骨度分寸法的补充。

三、简易取穴法

简易取穴法，是总结历代医家在临床实践中所积累经验而形成的简便易行的量取穴位的方法。这种方法多用于较为主要的腧穴取法上。如列缺，患者可以左右两手之虎口交叉，一手食指压在另一手腕后高骨之正中上方，食指尖到达处的小凹陷处即为本穴。又如劳宫，半握掌，以中指的指尖切压在掌心的第一节横纹上，就是本穴。再如风市，患者两手臂自然下垂，于股外侧中指尖到达处就是本穴。又如垂肩屈肘，肘尖到达躯干侧面的位置即是章门穴。这些取穴方法虽不十分精确，但由于腧穴并非针尖大的范围，所以完全可以寻找到有较强的感应处，因此是实用的。

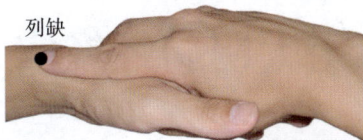

列缺

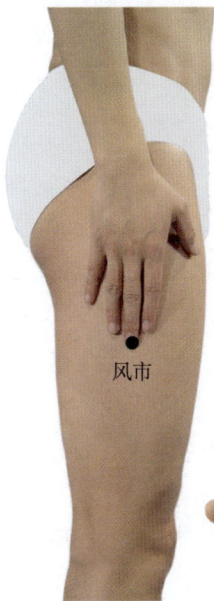

风市

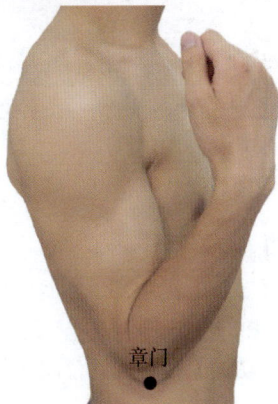

章门

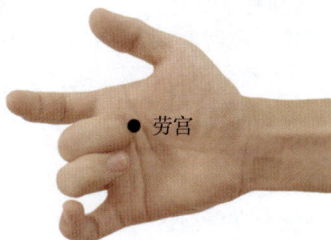

劳宫

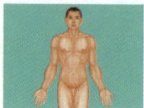

第二章
手太阴肺经经穴

中府（Zhōngfǔ）（LU 1 肺募穴）

【定位】在胸部，横平第 1 肋间隙，锁骨下窝外侧，前正中线旁开 6 寸。

【功能】止咳平喘，清肺泻热，补气健脾。

云门（Yúnmén）（LU 2）

【定位】在胸部，锁骨下窝凹陷中，肩胛骨喙突内缘，前正中线旁开 6 寸。

【功能】肃肺理气，泻四肢热。

天府（Tiānfǔ）（LU 3）

【定位】在臂前区，腋前纹头下 3 寸，肱二头肌桡侧缘处。

【功能】疏调肺气，镇惊止血。

侠白（Xiábái）（LU 4）

【定位】在臂前区，腋前纹头下 4 寸，肱二头肌桡侧缘处。

【功能】宣肺理气，宽胸和胃。

尺泽（Chǐzé）（LU 5 合穴）

【定位】在肘区，肘横纹上，肱二头肌腱桡侧缘凹陷中。

【功能】滋阴润肺，止咳降逆。

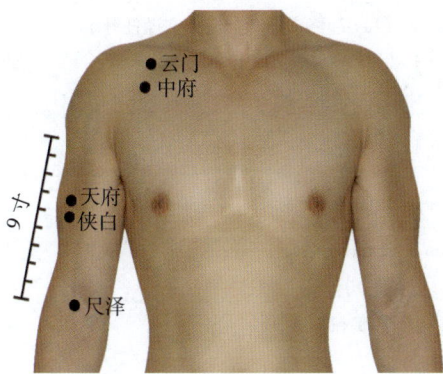

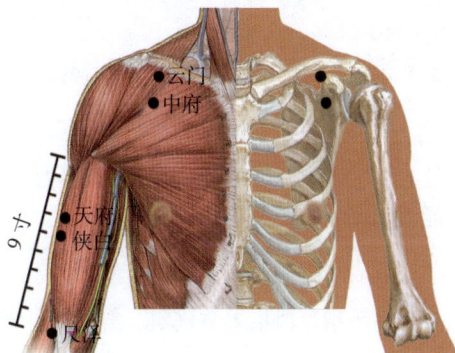

孔最 (Kǒngzuì) (LU 6 郄穴)

【定位】在前臂前区，腕掌侧远端横纹上 7 寸，尺泽（LU 5）与太渊（LU 9）连线上。

【功能】清热解毒，降逆止血

列缺 (Lièquē) (LU 7 络穴，八脉交会穴通任脉)

【定位】在前臂，腕掌侧远端横纹上 1.5 寸，拇短伸肌腱与拇长展肌腱之间，拇长展肌腱沟的凹陷中。

【功能】祛风散邪，通调任脉。

经渠 (Jīngqú) (LU 8 经穴)

【定位】在前臂前区，腕掌侧远端横纹上 1 寸，桡骨茎突与桡动脉之间。

【功能】宣肺平喘，开胸顺气。

太渊 (Tàiyuān) (LU 9 输穴、原穴、脉会穴)

【定位】在腕前区，桡骨茎突与舟状骨之间，拇长展肌腱尺侧凹陷中。

【功能】止咳化痰，通调血脉，健脾益气。

鱼际 (Yújì) (LU 10 荥穴)

【定位】在手外侧，第一掌骨桡侧中点赤白肉际处。

【功能】疏风清热，宣肺利咽。

少商 (Shàoshāng) (LU 11 井穴)

【定位】在手指，拇指末节桡侧，指甲根角侧上方 0.1 寸（指寸）。

【功能】清热解表，通利咽喉，醒神开窍。

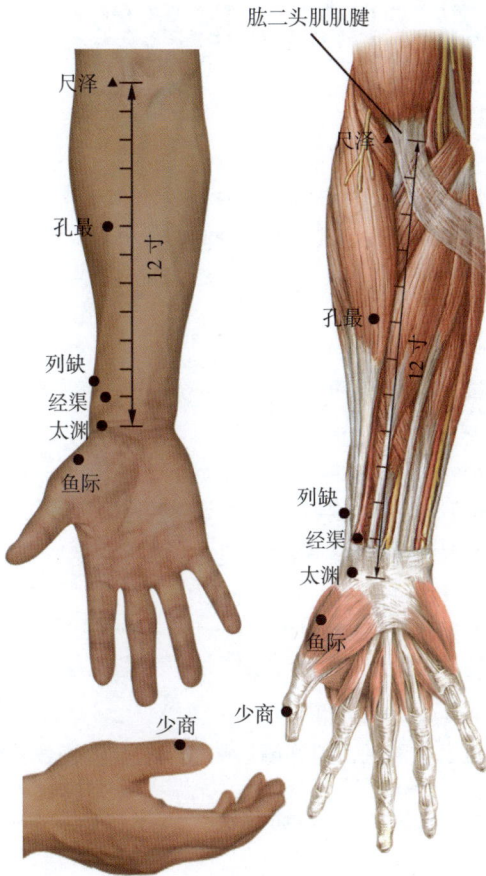

肱二头肌肌腱

尺泽

孔最

12寸

列缺
经渠
太渊
鱼际

少商

尺泽

孔最

12寸

列缺
经渠
太渊

鱼际

少商

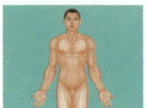

第三章

手阳明大肠经经穴

商阳（Shāngyáng）（LI 1 井穴）

【定位】在手指，食指末节桡侧，指甲根角侧上方 0.1 寸（指寸）。

【功能】清热解表，开窍苏厥。

二间（Erjiān）（LI 2 荥穴）

【定位】在手指，第 2 掌指关节桡侧远端赤白肉际处。

【功能】解表清热，通利咽喉。

三间（Sānjiān）（LI 3 输穴）

【定位】在手指，第 2 掌指关节桡侧近端凹陷中。

【功能】清泄热邪，止痛利咽。

合谷（Hégǔ）（LI 4 原穴）

【定位】在手背，第 2 掌骨桡侧的中点处。

【功能】镇静止痛，通经活络，解表泄热。

阳溪（Yàngxī）（LI 5 经穴）

【定位】在腕区，腕背侧远端横纹桡侧，桡骨茎突远端，解剖学"鼻烟窝"凹陷中。

【功能】清热散风，舒筋利节。

偏历（Piānlì）（LI 6 络穴）

【定位】在前臂，腕背侧远端横纹上 3 寸，阳溪与曲池连线上。

【功能】清热利尿，通经络络。

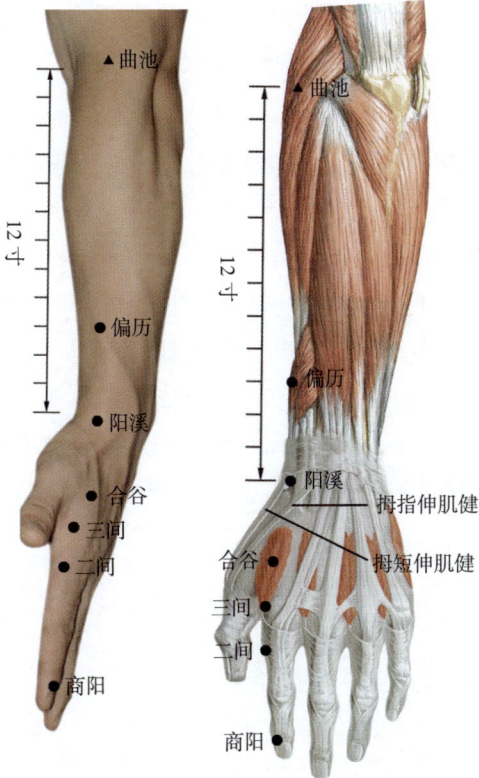

左图标注（从上到下）：

▲ 曲池
12 寸
● 偏历
● 阳溪
● 合谷
● 三间
● 二间
● 商阳

右图标注（从上到下）：

▲ 曲池
12 寸
● 偏历
● 阳溪
拇指伸肌健
拇短伸肌健
合谷 ●
三间 ●
二间 ●
商阳 ●

温溜 (Wēnliū) (LI 7 郄穴)

【定位】在前臂，腕横纹上 5 寸，阳溪与曲池连线上。

【功能】理肠胃，清邪热。

下廉 (Xiàlián) (LI 8)

【定位】在前臂，肘横纹下 4 寸，阳溪与曲池连线上。

【功能】调肠胃，清邪热，通经络。

上廉 (Shànglián) (LI 9)

【定位】在前臂，肘横纹下 3 寸，阳溪与曲池连线上。

【功能】调肠腑，通经络。

手三里 (Shǒusānlǐ) (LI 10)

【定位】在前臂，肘横纹下 2 寸，阳溪与曲池连线上。

【功能】通经活络，清热明目，理气通腑。

曲池 (Qūchí) (LI 11 合穴)

【定位】在肘区，尺泽与肱骨外上髁上连线的中点处。

【功能】清热祛风，调和营血，降逆活络。

肘髎 (Zhǒuliáo) (LI 12)

【定位】在肘区，肱骨外上髁上缘，髁上嵴的前缘。

【功能】通经活络。

手五里 (Shǒuwǔlǐ) (LI 13)

【定位】在臂部，肘横纹上 3 寸，曲池与肩髃连线上。

【功能】理气散结，通经活络。

臂臑 (Bìnào) (LI 14)

【定位】在臂部，曲池上 7 寸，三角肌前缘处。

【功能】清热明目，祛风通络。

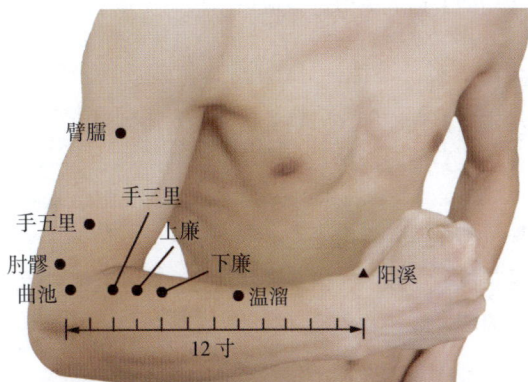

臂臑 ●
手五里 ●
手三里 ●
上廉
肘髎 ●
曲池 ●
下廉 ●
温溜 ●
▲ 阳溪

12 寸

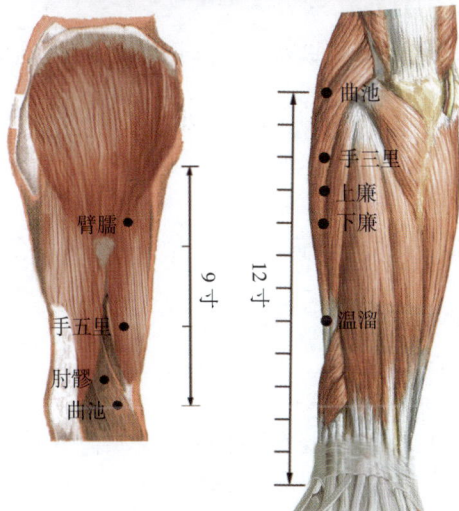

臂臑 ●
手五里 ●
肘髎 ●
曲池 ●

9 寸

曲池 ●
手三里 ●
上廉 ●
下廉 ●
温溜 ●

12 寸

肩髃 (Jiānyú) (LI 15)

【定位】在肩峰前下方，当肩峰与肱骨大结节之间凹陷处。

【功能】通利关节，疏散风热。

巨骨 (Jùgǔ) (LI 16)

【定位】在肩胛区，锁骨肩峰端与肩胛冈之间凹陷中。

【功能】通经活络。

天鼎 (Tiāndǐng) (LI 17)

【定位】在颈部，横平环状软骨，胸锁乳突肌后缘。

【功能】清咽，散结，理气，化痰。

扶突 (Fútū) (LI 18)

【定位】在胸锁乳突区，横平喉结，当胸锁乳突肌的前、后缘中间。

【功能】清咽，散结，理气，化痰。

口禾髎 (Kǒuhéliào) (LI 19)

【定位】在面部，横平人中沟上 1/3 与下 2/3 交点，鼻孔外缘直下。

【功能】祛风开窍。

迎香 (Yíngxiāng) (LI 20)

【定位】在面部，鼻翼外缘中点，鼻唇沟中。

【功能】通窍祛风，理气止痛。

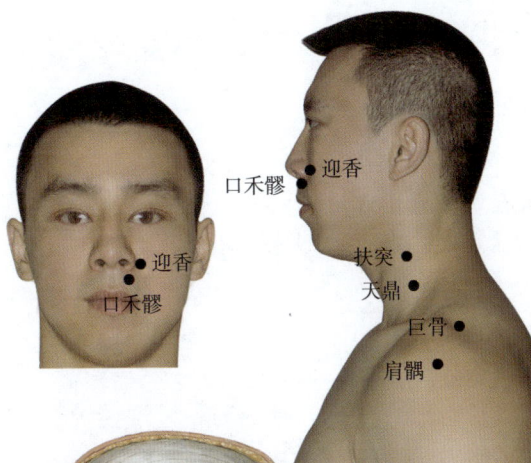

口禾髎　　迎香

迎香
口禾髎

扶突
天鼎
巨骨
肩髃

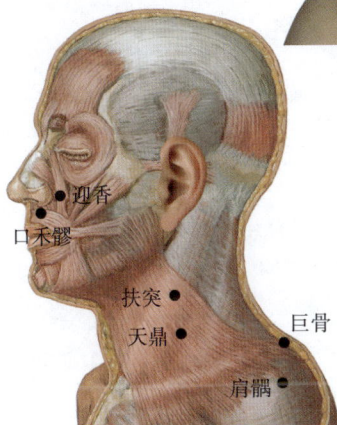

迎香
口禾髎

扶突
天鼎
巨骨
肩髃

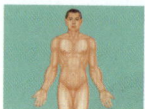

第四章
足阳明胃经经穴

承泣（ Chéngqì ）(ST 1)

　　【定位】在面部，眼球与眶下缘之间，瞳孔直下。
　　【功能】散风清热，明目止泪。

四白（ Sìbái ）(ST 2)

　　【定位】在面部，眶下孔处。
　　【功能】祛风明目，通经活络。

巨髎（ Jùliáo ）(ST 3)

　　【定位】在面部，横平鼻翼下缘，瞳孔直下。
　　【功能】清风熄风，明目退翳。

地仓（ Dìcāng ）(ST 4)

　　【定位】在面部，当口角旁开 0.4 寸（指寸）。
　　【功能】祛风止痛，舒筋活络。

大迎（ Dàyíng ）(ST 5)

　　【定位】在面部，下颌角前方，咬肌附着部的前缘凹陷中，面动脉搏动处。
　　【功能】祛风通络，消肿止痛。

颊车（ Jiáchē ）(ST 6)

　　【定位】在面部，下颌角前上方一横指（中指）。
　　【功能】祛风清热，开关通络。

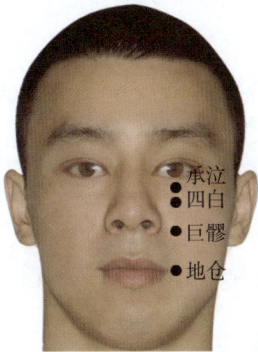

承泣
四白
巨髎
地仓

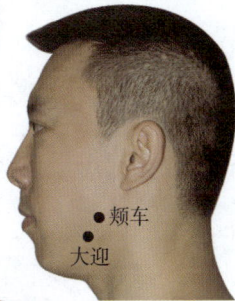

颊车
大迎

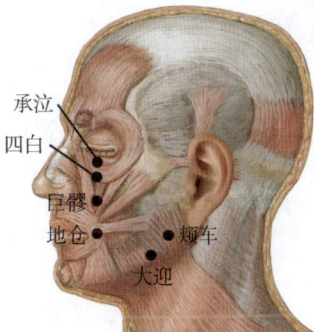

承泣
四白
巨髎
地仓
颊车
大迎

下关 (Xiàguān) (ST 7)

【定位】在面部，颧弓下缘中央与下颌切迹之间凹陷处。

【功能】消肿止痛、益气聪耳、通关利窍。

头维 (Tóuwéi) (ST 8)

【定位】在头部，额角发际直上 0.5 寸，头正中线旁开 4.5 寸处。

【功能】清头明目，止痛镇痉。

人迎 (Rényíng) (ST 9)

【定位】在颈部，横平喉结，胸锁乳突肌前缘，颈总动脉搏动处。

【功能】利咽散结，理气降逆。

水突 (Shuǐtū) (ST 10)

【定位】在颈部，横平环状软骨，胸锁乳突肌的前缘。

【功能】清热利咽，降逆平喘。

气舍 (Qìshè) (ST 11)

【定位】在胸锁乳突肌区，锁骨上小窝，锁骨胸骨端上缘，胸锁乳突肌的胸骨头与锁骨头中间的凹陷中。

【功能】清咽利肺，理气散结。

缺盆 (Quēpén) (ST 12)

【定位】在颈外侧区，锁骨上大窝，锁骨上缘凹陷中，前正中线旁开 4 寸。

【功能】宽胸利膈，止咳平喘。

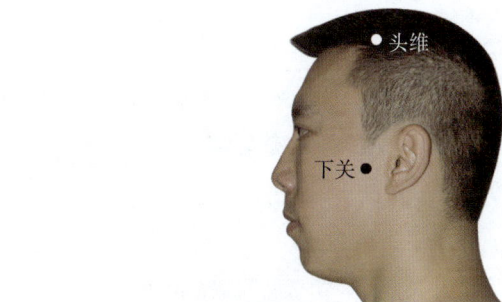

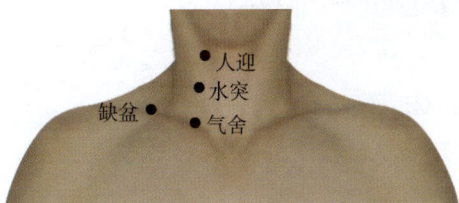

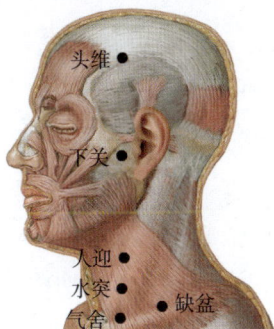

气户 (Qìhù) (ST 13)

【定位】在胸部，锁骨下缘，前正中线旁开4寸。

【功能】理气宽胸，止咳平喘。

库房 (Kùfáng) (ST 14)

【定位】在胸部，第1肋间隙，前正中线旁开4寸。

【功能】理气宽胸，清热化痰。

屋翳 (Wūyì) (ST 15)

【定位】在胸部，第2肋间隙，前正中线旁开4寸。

【功能】止咳化痰，消痈止痒。

膺窗 (Yīngchuāng) (ST 16)

【定位】在胸部，第3肋间隙，前正中线旁开4寸。

【功能】止咳宁嗽，消肿清热。

乳中 (Rǔzhōng) (ST 17)

【定位】在胸部，乳头中央。

【功能】调气醒神。

乳根 (Rǔgēn) (ST 18)

【定位】在胸部，第5肋间隙，前正中线旁开4寸。

【功能】通乳化瘀，宣肺利气。

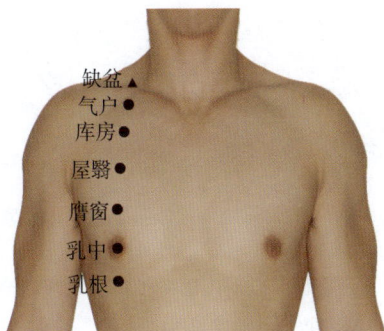

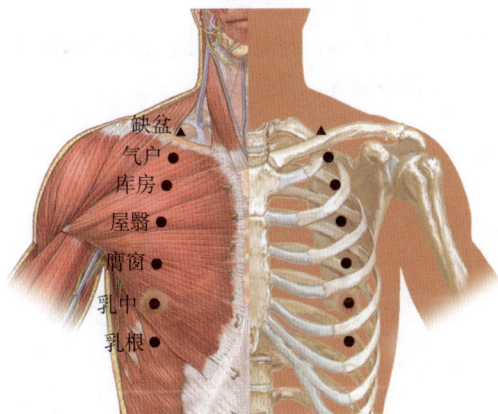

不容 (Bùróng) (ST 19)

【定位】在上腹部，脐中上 6 寸，前正中线旁开 2 寸。

【功能】调中和胃，理气止痛。

承满 (Chéngmǎn) (ST 20)

【定位】在上腹部，脐中上 5 寸，前正中线旁开 2 寸。

【功能】理气和胃，降逆止呕。

梁门 (Liàngmén) (ST 21)

【定位】在上腹部，脐中上 4 寸，前正中线旁开 2 寸。

【功能】和胃理气，健脾调中。

关门 (Guānmén) (ST 22)

【定位】在上腹部，脐中上 3 寸，前正中线旁开 2 寸。

【功能】调理肠胃，利水消肿。

太乙 (Tàiyǐ) (ST 23)

【定位】在上腹部，脐中上 2 寸，前正中线旁开 2 寸。

【功能】涤痰开窍、镇惊安神、健脾益气、和胃消食。

滑肉门 (Huàròumén) (ST 24)

【定位】在上腹部，脐中上 1 寸，前正中线旁开 2 寸。

【功能】涤痰开窍、镇惊安神、理气和胃、降逆止呕。

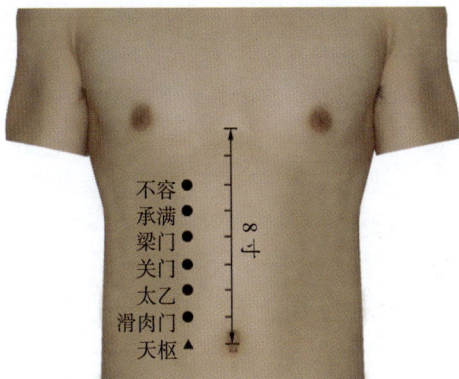

不容
承满
梁门
关门
太乙
滑肉门
天枢

8寸

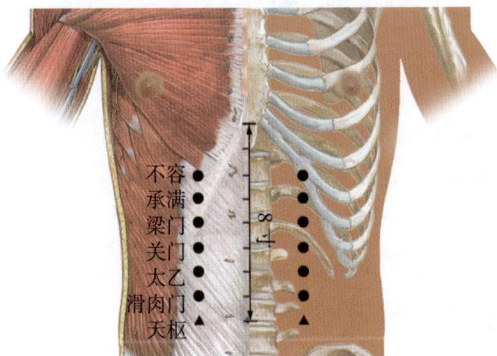

不容
承满
梁门
关门
太乙
滑肉门
天枢

8寸

天枢 (Tiānshū) (ST 25 大肠募穴)

【定位】在腹部，横平脐中，前正中线旁开2寸。

【功能】调中和胃，理气健脾。

外陵 (Wàilíng) (ST 26)

【定位】在下腹部，脐中上1寸，前正中线旁开2寸。

【功能】和胃化湿，理气止痛。

大巨 (Dàjù) (ST 27)

【定位】在下腹部，脐中下2寸，前正中线旁开2寸。

【功能】调肠胃，固肾气。

水道 (Shuǐdào) (ST 28)

【定位】在下腹部，脐中下3寸，前正中线旁开2寸。

【功能】利水消肿，调经止痛。

归来 (Guīlái) (ST 29)

【定位】在下腹部，脐中下4寸，前正中线旁开2寸。

【功能】活血化瘀，调经止痛。

气冲 (Qìchōng) (ST 30)

【定位】在腹股沟区，耻骨联合上缘，前正中线旁开2寸，动脉搏动处。

【功能】调经血，舒宗筋，理气止痛。

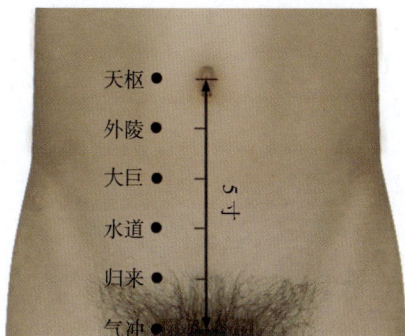

天枢
外陵
大巨
水道
归来
气冲

5寸

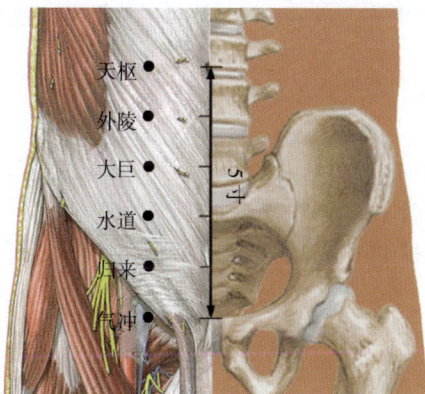

天枢
外陵
大巨
水道
归来
气冲

5寸

髀关 (Bìguān) (ST 31)

【定位】在股前区，股直肌近端、缝匠肌与阔筋膜张肌 3 条肌肉之间凹陷中。

【功能】强腰膝，通经络。

伏兔 (Fútù) (ST 32)

【定位】在股前区，髌底上 6 寸，髂前上棘与髌底外侧端的连线上。

【功能】散寒化湿，疏通经络。

阴市 (Yīnshì) (ST 33)

【定位】在股前区，髌底上 3 寸，股直肌肌腱外侧缘。

【功能】温经散寒，理气止痛。

梁丘 (liàngqiū) (ST 34 郄穴)

【定位】在股前区，髌底上 2 寸，股外侧肌与股直肌肌腱之间。

【功能】理气和胃，通经活络。

犊鼻 (Dúbí) (ST 35)

【定位】在膝前区，髌韧带外侧凹陷中。

【功能】通经活络，消肿止痛。

足三里 (Zúsānlǐ) (ST 36 合穴、胃下合穴)

【定位】在小腿前外侧，犊鼻（ST 35）下 3 寸，胫骨前嵴外一横指处。

【功能】健脾和胃，扶正培元，通经活络，升降气机。

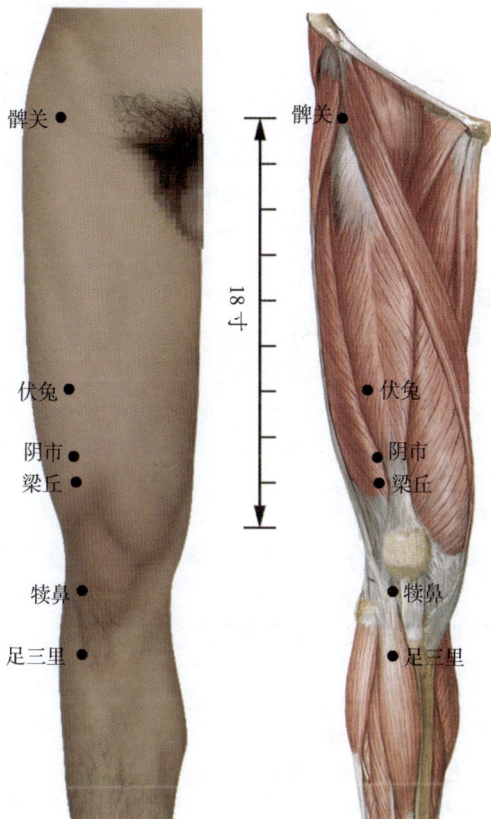

髀关 ●
伏兔 ●
阴市 ●
梁丘 ●
犊鼻 ●
足三里 ●

18寸

髀关 ●
● 伏兔
● 阴市
● 梁丘
● 犊鼻
● 足三里

上巨虚 (Shàngjùxū) (ST 37 大肠下合穴)

【定位】在小腿前外侧，犊鼻下（ST 35）6寸，犊鼻（ST 35）与解溪（ST 41）连线上。

【功能】调和肠胃，通经活络。

条口 (Tiáokǒu) (ST 38)

【定位】在小腿前外侧，犊鼻（ST 35）下8寸，犊鼻（ST 35）与解溪（ST 41）连线上。

【功能】舒筋活络，理气和中。

下巨虚 (Xiàjùxū) (ST 39 小肠下合穴)

【定位】在小腿前外侧，犊鼻（ST 35）下9寸，犊鼻（ST 35）与解溪（ST 41）连线上。

【功能】调肠胃，通经络，安神志。

丰隆 (Fēnglóng) (ST 40 络穴)

【定位】在小腿前外侧，外踝尖上8寸，胫骨前肌的外缘。

【功能】健脾化痰，和胃降逆，通便，开窍。

解溪 (Jiěxī) (ST 41 经穴)

【定位】在踝区，踝关节前面中央凹陷中，拇长伸肌腱与趾长伸肌腱之间。

【功能】舒筋活络，清胃化痰，镇惊安神。

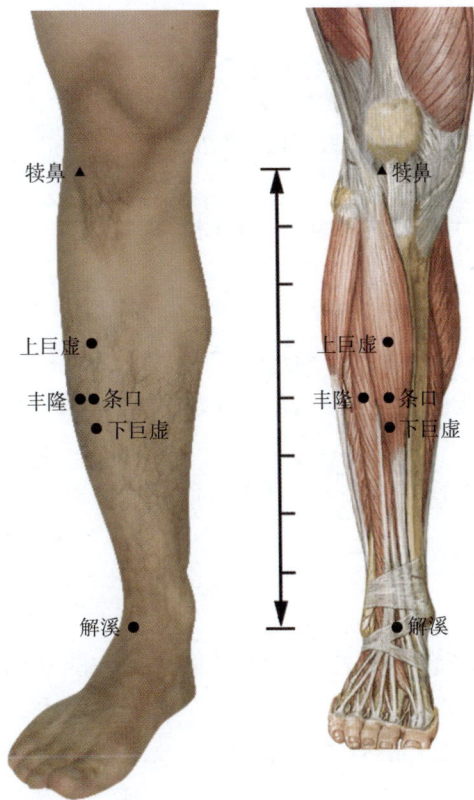

犊鼻 ▲

上巨虚 ●

丰隆 ●● 条口
　　 ● 下巨虚

解溪 ●

▲ 犊鼻

上巨虚 ●

丰隆 ●● 条口
　　 ● 下巨虚

解溪 ●

冲阳 (Chōngyáng) (ST 42 原穴)

【定位】在足背，第2跖骨基底部与中间楔状骨关节处，可触及足背动脉。

【功能】和胃化痰，通络宁神。

陷谷 (Xiàngǔ) (ST 43 输穴)

【定位】在足背，第2、3跖骨间，第2跖趾关节近端凹陷中。

【功能】清热解表，和胃行水，理气止痛。

内庭 (Nèitíng) (ST 44 荥穴)

【定位】在足背，第2、3趾间，趾蹼缘后方赤白肉际处。

【功能】清胃泻火，理气止痛。

厉兑 (Lìduì) (ST 45 井穴)

【定位】在足趾，第2趾末节外侧，趾甲根角侧后方0.1寸（指寸）。

【功能】清热和胃，苏厥醒神，通经活络。

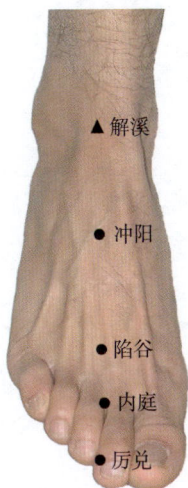

▲ 解溪

● 冲阳

● 陷谷

● 内庭

● 厉兑

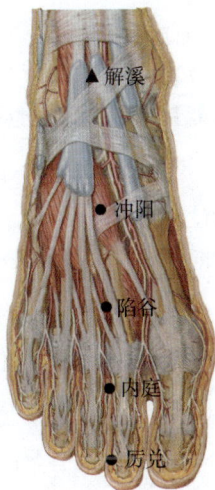

▲ 解溪

● 冲阳

● 陷谷

● 内庭

● 厉兑

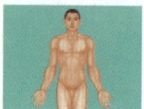

第五章

足太阴脾经经穴

隐白 (Yǐnbái) (SP 1 井穴)

【定位】在足趾，大趾末节内侧，趾甲根角侧后方 0.1 寸（指寸）。

【功能】调经统血，健脾回阳。

大都 (Dàdū) (SP 2 荥穴)

【定位】在足趾，第 1 跖趾关节远端赤白肉际凹陷中。

【功能】泄热止痛，健脾和中。

太白 (Tàibái) (SP 3 输穴、原穴)

【定位】在跖区，第 1 跖趾关节近端赤白肉际凹陷中。

【功能】健脾和胃，清热化湿。

公孙 (Gōngsūn) (SP 4 络穴、八脉交会穴通冲脉)

【定位】在跖区，当第 1 跖骨底的前下缘赤白肉际处。

【功能】健脾胃，调冲任。

商丘 (Shāngqiū) (SP 5 经穴)

【定位】在踝区，内踝前下方，舟骨粗隆与内踝尖连线中点凹陷中。

【功能】健脾化湿，通调肠胃。

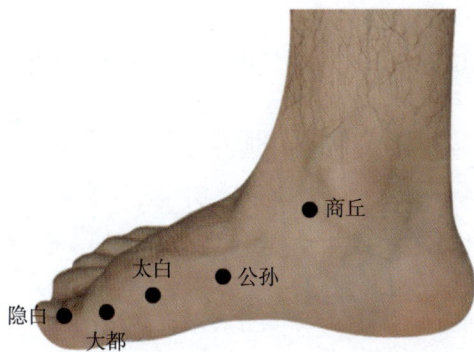

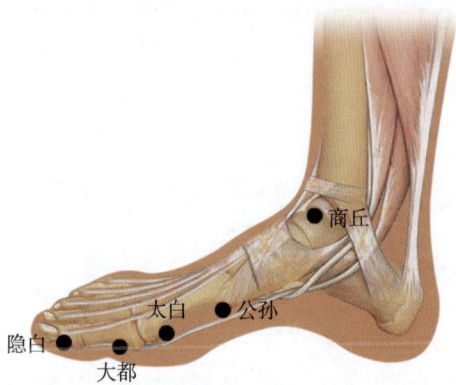

三阴交 (Sānyīnjiāo) (SP 6)

【定位】在小腿内侧，内踝尖上 3 寸，胫骨内侧缘后际。

【功能】健脾胃，益肝肾，调经带。

漏谷 (Lòugǔ) (SP 7)

【定位】在小腿内侧，内踝尖上 6 寸，胫骨内侧缘后际。

【功能】健脾和胃，利尿除湿。

地机 (Dìjī) (SP 8 郄穴)

【定位】在小腿内侧，阴陵泉（SP9）下 3 寸，胫骨内侧缘后际。

【功能】健脾渗湿，调经止带。

阴陵泉 (Yīnlíngquàn) (SP 9 合穴)

【定位】在小腿内侧，胫骨内侧髁下缘与胫骨内侧缘之间的凹陷中。

【功能】清利湿热，健脾理气，益肾调经，通经活络。

血海 (Xuèhǎi) (SP 10)

【定位】在股前区，髌底内侧端上 2 寸，股内侧肌隆起处。

【功能】调经统血，健脾化湿。

箕门 (Jīmén) (SP 11)

【定位】在股前区，髌底内侧端与冲门的连线上 1/3 与 2/3 交点，长收肌和缝匠肌交角的动脉搏动处。

【功能】健脾渗湿，通利下焦。

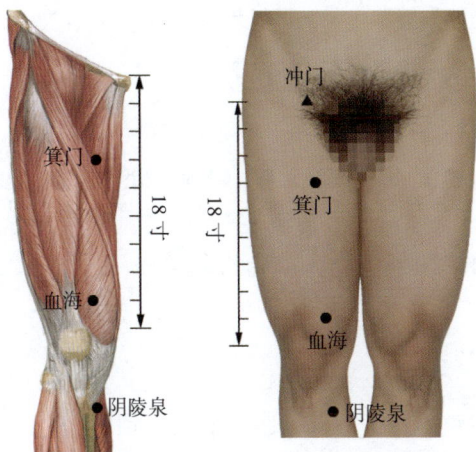

冲门 ▲

箕门 ●

箕门 ●

18 寸

18 寸

血海 ●

血海 ●

● 阴陵泉

● 阴陵泉

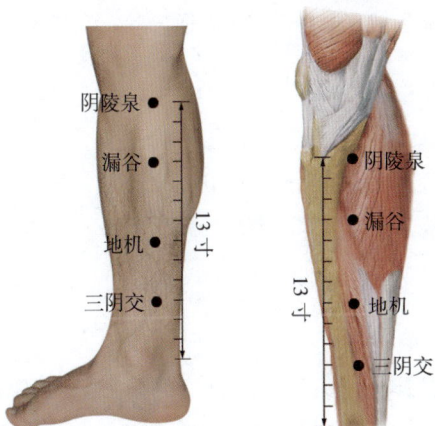

阴陵泉 ●

阴陵泉 ●

漏谷 ●

漏谷 ●

13 寸

地机 ●

地机 ●

三阴交 ●

13 寸

三阴交 ●

冲门 (Chōngmén) (SP 12)

【定位】在腹股沟区，腹股沟斜纹中，髂外动脉搏动处的外侧。

【功能】健脾化湿，理气解痉。

府舍 (Fǔshè) (SP 13)

【定位】在下腹部，脐中下 4.3 寸，前正中线旁开 4 寸。

【功能】健脾理气，散结止痛。

腹结 (Fùjié) (SP 14)

【定位】在下腹部，脐中下 1.3 寸，前正中线旁开 4 寸。

【功能】健脾温中，宣通降逆。

大横 (Dàhéng) (SP 15)

【定位】在腹部，脐中旁开 4 寸。

【功能】温中散寒，调理肠胃。

腹哀 (Fùāi) (SP 16)

【定位】在上腹部，脐中上 3 寸，前正中线旁开 4 寸。

【功能】健脾和胃，理气调肠。

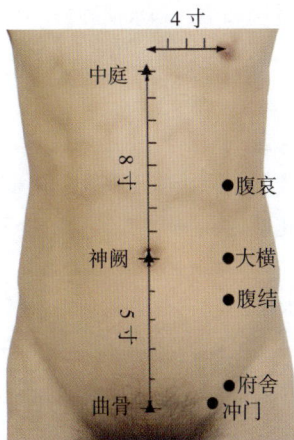

4寸

中庭

8寸

●腹哀

●大横

神阙

●腹结

5寸

●府舍

曲骨 冲门

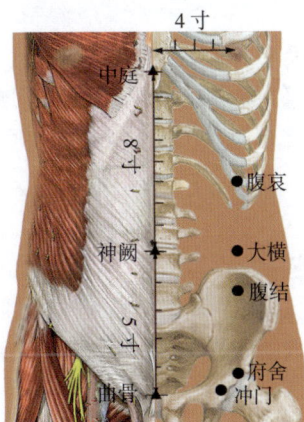

4寸

中庭

8寸

●腹哀

●大横

神阙

●腹结

5寸

●府舍

曲骨 冲门

食窦 (Shídòu) (SP 17)

【定位】在胸部，第5肋间隙，前正中线旁开6寸。

【功能】宣肺平喘，健脾和中，利水消肿。

天溪 (Tiānxī) (SP 18)

【定位】在胸部，第4肋间隙，前正中线旁开6寸。

【功能】宽胸理气，止咳通乳。

胸乡 (Xiōngxiāng) (SP 19)

【定位】在胸部，第3肋间隙，前正中线旁开6寸。

【功能】宣肺止咳，理气止痛。

周荣 (Zhōuróng) (SP 20)

【定位】在胸部，第2肋间隙，前正中线旁开6寸。

【功能】宣肺平喘，理气化痰。

大包 (Dàbāo) (SP 21 脾之大络)

【定位】在胸外侧区，第6肋间隙，在腋中线上。

【功能】宽胸益脾，调理气血。

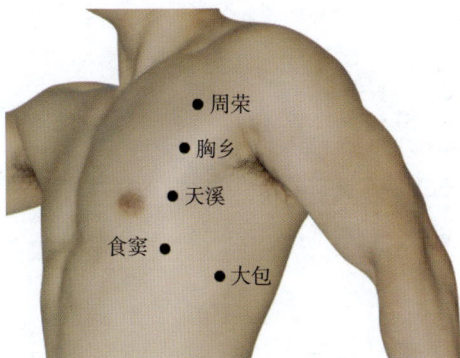

周荣
胸乡
天溪
食窦
大包

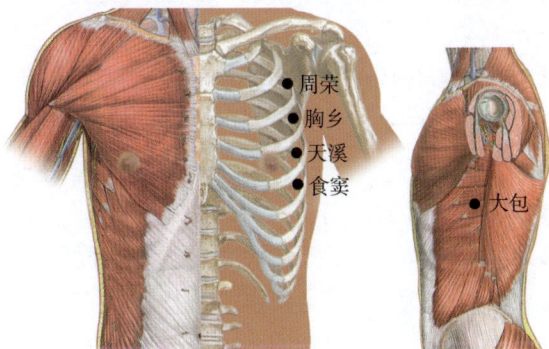

周荣
胸乡
天溪
食窦

大包

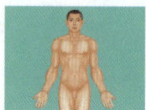

第六章
手少阴心经经穴

极泉 (Jíquán) (HT 1)

【定位】在腋区，腋窝中央，腋动脉搏动处。

【功能】宽胸理气，通经活络。

青灵 (Qīnglíng) (HT 2)

【定位】在臂前区，肘横纹上 3 寸，肱二头肌的内侧沟中。

【功能】理气通络，宁心安神。

少海 (Shàohǎi) (HT 3 合穴)

【定位】在肘前区，横平肘横纹，肱骨内上髁前缘。

【功能】理气通络，宁心安神。

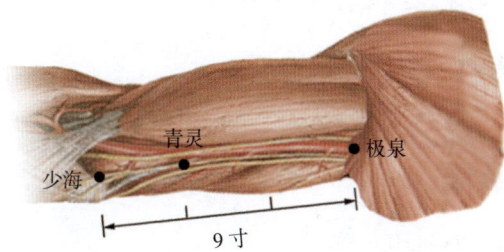

青灵　　极泉

少海

9寸

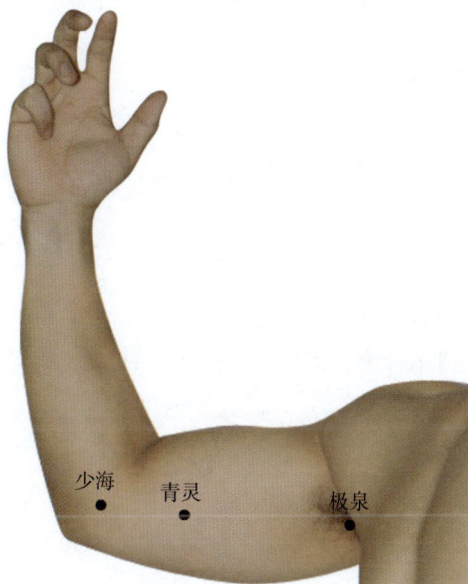

少海　　青灵　　极泉

灵道 (língdào) (HT 4 经穴)

【定位】在前臂前区，腕掌侧远端横纹上 1.5 寸，尺侧腕屈肌腱的桡侧缘。

【功能】宁心安神，活血通络。

通里 (Tōnglǐ) (HT 5 络穴)

【定位】在前臂前区，腕掌侧远端横纹上 1 寸，尺侧腕屈肌腱的桡侧缘。

【功能】安神志，清虚热，通经活络。

阴郄 (Yīnxì) (HT 6 郄穴)

【定位】在前臂前区，腕掌侧远端横纹上 0.5 寸，尺侧腕屈肌腱的桡侧缘。

【功能】清心安神，固表开音。

神门 (Shénmén) (HT 7 输穴、原穴)

【定位】在腕前区，腕掌侧远端横纹尺侧端，尺侧腕屈肌腱的桡侧缘。

【功能】宁心安神，通经活络。

少府 (Shàofǔ) (HT 8 荥穴)

【定位】在手掌，横平第 5 掌指关节近端，第 4、5 掌骨之间。

【功能】清心泻火，理气活络。

少冲 (Shàochōng) (HT 9 井穴)

【定位】在手指，小指末节桡侧，指甲根角侧上方 0.1 寸（指寸）。

【功能】清热熄风，醒神开窍，理血通经。

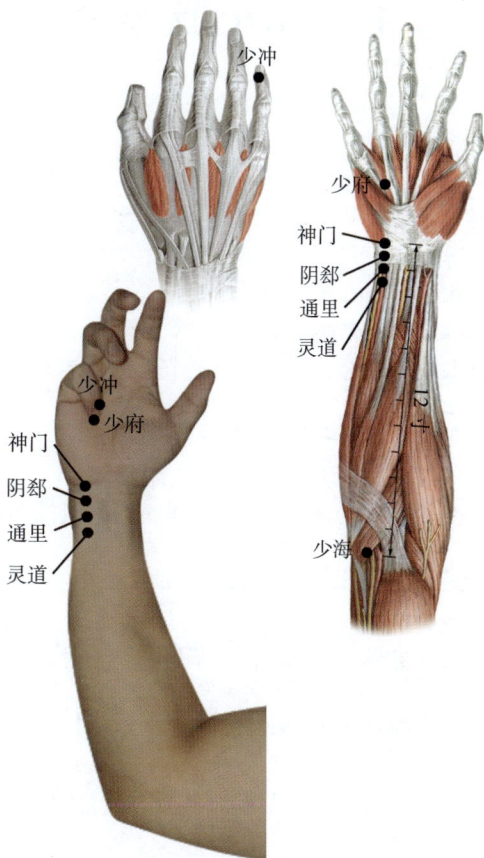

少冲

少冲
少府

少府

神门
阴郄
通里
灵道

神门
阴郄
通里
灵道

12寸

少海

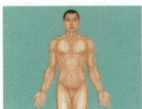

第七章
手太阳小肠经经穴

少泽（Shàozé）（SI 1 井穴）

【定位】在手指，小指末节尺侧，距指甲根角侧上方0.1寸（指寸）。

【功能】清热通乳，散瘀利窍。

前谷（Qiángǔ）（SI 2 荥穴）

【定位】在手指，第5掌指关节尺侧远端赤白肉际凹陷中。

【功能】疏风散热，清头明目，通经活络。

后溪（Hòuxī）（SI 3 输穴、八脉交会穴通督脉）

【定位】在手内侧，第5掌指关节尺侧近端赤白肉际凹陷中。

【功能】清头明目，安神定志，通经活络。

腕骨（Wàngǔ）（SI 4 原穴）

【定位】在腕区，第5掌骨基底与三角骨之间的赤白肉际凹陷处中。

【功能】利湿退黄，通窍活络，增液消渴。

阳谷（Yànggǔ）（SI 5 经穴）

【定位】在腕后区，尺骨茎突与三角骨之间的凹陷中。

【功能】清心明目，镇惊聪耳。

养老（Yǎnglǎo）（SI 6 郄穴）

【定位】在前臂后区，腕背横纹上1寸，尺骨头桡侧凹陷中。

【功能】明目清热，舒筋活络。

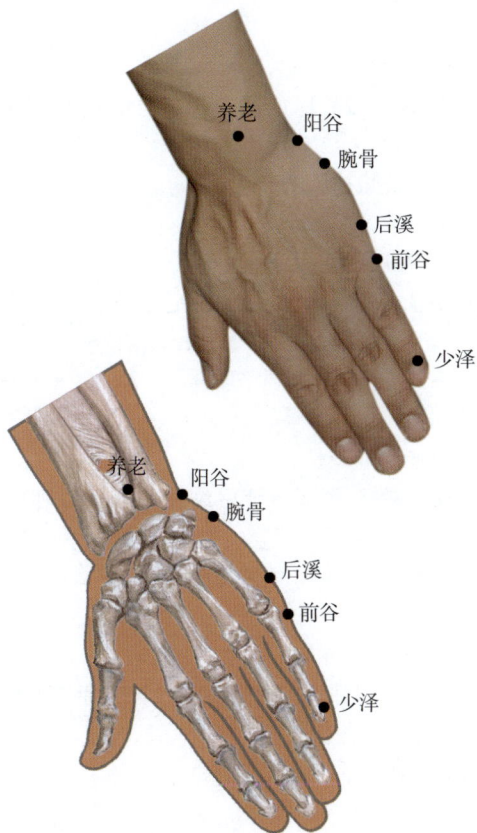

养老　阳谷
　　　腕骨
　　　后溪
　　　前谷
　　　　少泽

养老　阳谷
　　　腕骨
　　　后溪
　　　前谷
　　　　少泽

支正 (Zhīzhèng) (SI 7 络穴)

【定位】在前臂后区，腕背侧远端横纹上 5 寸，尺骨尺侧与尺侧腕屈肌之间。

【功能】清热解毒，安神定志，通经活络。

小海 (Xiǎohǎi) (SI 8 合穴)

【定位】在肘后区，尺骨鹰嘴与肱骨内上髁之间凹陷中。

【功能】清热祛风，宁神定志。

肩贞 (Jiānzhēn) (SI 9)

【定位】在肩胛区，肩关节后下方，腋后纹头直上1 寸。

【功能】清热止痛，通络聪耳。

臑俞 (Nàoshū) (SI 10)

【定位】在肩胛区，腋后纹头直上，肩胛冈下缘凹陷中。

【功能】舒筋活络，消肿化痰。

天宗 (Tiānzōng) (SI 11)

【定位】在肩胛区，肩胛冈中点与肩胛骨下角连线上1/3 与 2/3 交点凹陷中。

【功能】通经活络，理气消肿。

秉风 (Bǐngfēng) (SI 12)

【定位】在肩胛区，肩胛冈中点上方冈上窝中。

【功能】疏风活络，止咳化痰。

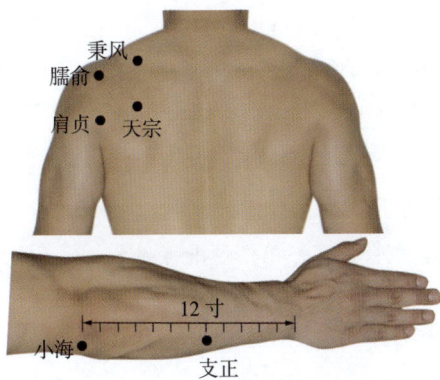

秉风
臑俞
肩贞　天宗

小海　　支正

12 寸

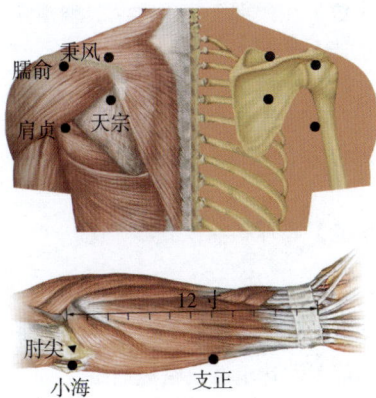

臑俞　秉风
肩贞　天宗

肘尖
小海　　支正

12 寸

曲垣 (Qūyuán) (SI 13)

【定位】在肩胛区，肩胛冈内侧端上缘凹陷中。

【功能】舒筋活络，散风止痛。

肩外俞 (Jiānwàishū) (SI 14)

【定位】在脊柱区，第 1 胸椎棘突下，后正中线旁开3 寸。

【功能】舒筋活络，散风止痛。

肩中俞 (Jiānzhōngshū) (SI 15)

【定位】在脊柱区，第 7 颈椎棘突下，后正中线旁开2 寸。

【功能】宣肺解表，活络止痛。

天窗 (Tiānchuāng) (SI 16)

【定位】在颈部，横平喉结，胸锁乳突肌的后缘。

【功能】利咽聪耳，祛风定志。

天容 (Tiānróng) (SI 17)

【定位】在颈部，下颌角后方，胸锁乳突肌的前缘凹陷中。

【功能】聪耳利咽，清热降逆。

颧髎 (Quánliáo) (SI 18)

【定位】在面部，颧骨下缘，目外眦直下凹陷中。

【功能】清热消肿，祛风通络。

听宫 (Tīnggōng) (SI 19)

【定位】在面部，耳屏正中与下颌骨髁突之间的凹陷中。

【功能】宣开耳窍，宁神定志。

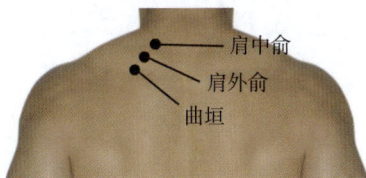

肩中俞
肩外俞
曲垣

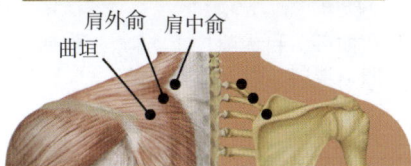

肩外俞　肩中俞
曲垣

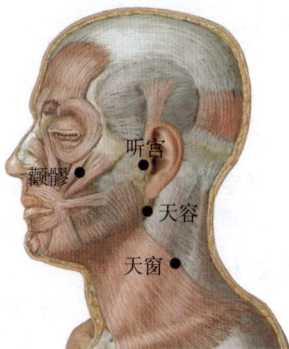

听宫
颧髎
天容
天窗

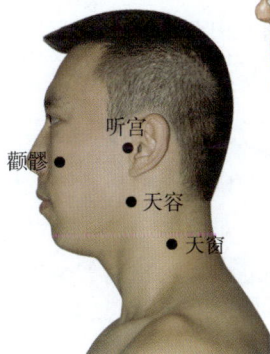

听宫
颧髎
天容
天窗

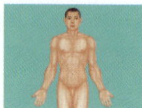

第八章
足太阳膀胱经经穴

睛明（Jīngmíng）（BL 1）

　　【定位】在面部，目内眦内上方眶内侧壁凹陷中。
　　【功能】明目退翳，祛风清热。

攒竹（Cuànzhú）（BL 2）

　　【定位】在面部，眉头凹陷中，额切迹处。
　　【功能】清热散风，活络明目。

眉冲（Méichōng）（BL 3）

　　【定位】在头部，额切际直上入发际 0.5 寸。
　　【功能】明目安神，祛风通络。

曲差（Qūchā）（BL 4）

　　【定位】在头部，前发际正中直上 0.5 寸，旁开 1.5 寸。
　　【功能】清头明目，通窍安神。

五处（Wǔchù）（BL 5）

　　【定位】在头部，前发际正中直上 1 寸，旁开 1.5 寸。
　　【功能】清头明目，泄热熄风。

承光（Chéngguāng）（BL 6）

　　【定位】在头部，前发际正中直上 2.5 寸，旁开 1.5 寸。
　　【功能】清热散风，明目通窍。

通天（Tōngtiān）（BL 7）

　　【定位】在头部，前发际正中直上 4 寸，旁开 1.5 寸处。
　　【功能】宣肺利鼻，散风清热。

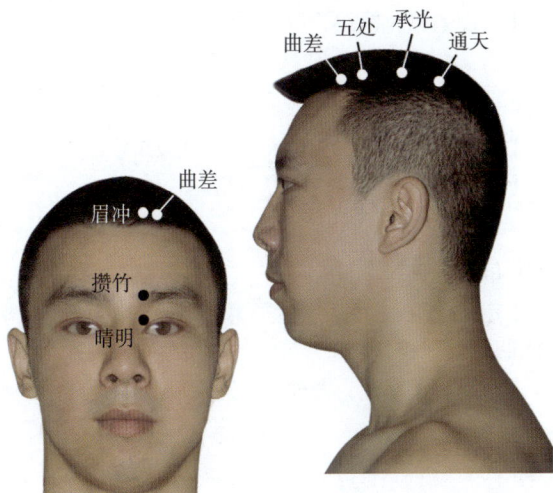

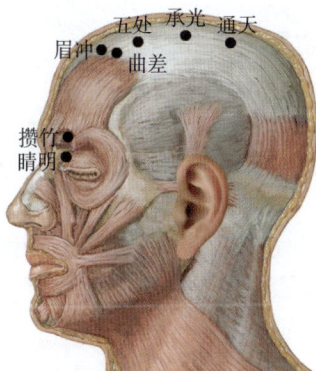

络却 (Luòquè) (BL 8)

【定位】在头部，前发际正中直上 5.5 寸，旁开 1.5 寸。

【功能】祛风清热，明目通窍。

玉枕 (Yùzhěn) (BL 9)

【定位】在头部，后发际正中直上 2.5 寸，旁开 1.3 寸。

【功能】开窍明目，通经活络。

天柱 (Tiānzhù) (BL 10)

【定位】在颈后区，横平第 2 颈椎棘突上际，斜方肌外缘凹陷中。

【功能】强筋骨，安神志，清头目。

大杼 (Dàzhù) (BL 11 骨会)

【定位】在脊柱区，当第 1 胸椎棘突下，后正中线旁开 1.5 寸。

【功能】清热散风，强健筋骨。

风门 (Fēngmén) (BL 12)

【定位】在脊柱区，第 2 胸椎棘突下，后正中线旁开 1.5 寸。

【功能】益气固表，祛风解表，泄胸中热。

肺俞 (Fèishū) (BL 13 背俞穴)

【定位】在脊柱区，第 3 胸椎棘突下，后正中线旁开 1.5 寸。

【功能】清热解表，宣理肺气。

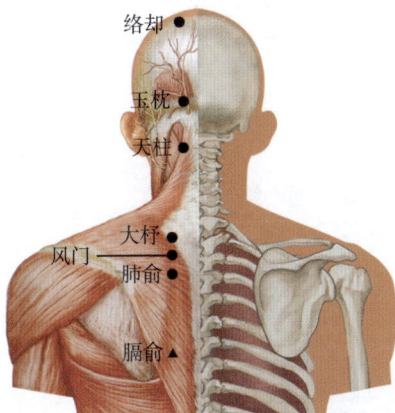

络却 ●
玉枕 ●
天柱 ●
大杼 ●
风门 ——
肺俞 ●
膈俞 ▲

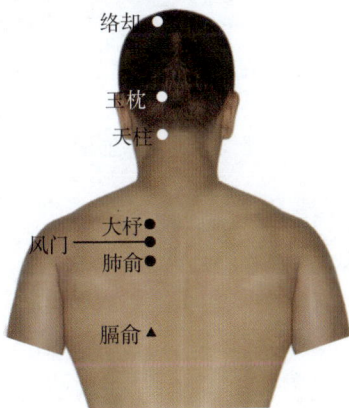

络却 ○
玉枕 ○
天柱 ○
大杼 ●
风门 ——
肺俞 ●
膈俞 ▲

厥阴俞 (Juéyīnshū) (BL 14 背俞穴)

【定位】在脊柱区，当第4胸椎棘突下，后正中线旁开 1.5 寸。

【功能】活血理气，清心宁志。

心俞 (Xīnshū) (BL 15 背俞穴)

【定位】在脊柱区，第5胸椎棘突下，后正中线旁开 1.5 寸。

【功能】调气血，通心络，宁心神。

督俞 (Dūshū) (BL 16)

【定位】在脊柱区，第6胸椎棘突下，后正中线旁开 1.5 寸。

【功能】理气活血，强心通脉。

膈俞 (Géshū) (BL 17 血会)

【定位】在脊柱区，第7胸椎棘突下，后正中线旁开 1.5 寸。

【功能】理气降逆，活血通脉。

肝俞 (Gānshū) (BL 18 背俞穴)

【定位】在脊柱区，第9胸椎棘突下，后正中线旁开 1.5 寸。

【功能】疏肝理气，利胆解郁。

胆俞 (Dǎnshū) (BL 19 背俞穴)

【定位】在脊柱区，第10胸椎棘突下，后正中线旁开 1.5 寸。

【功能】疏肝利胆，养阴清热，和胃降逆。

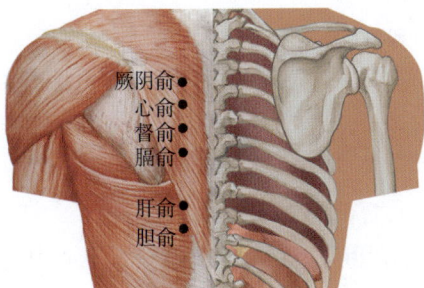

厥阴俞●
心俞●
督俞●
膈俞●

肝俞●
胆俞●

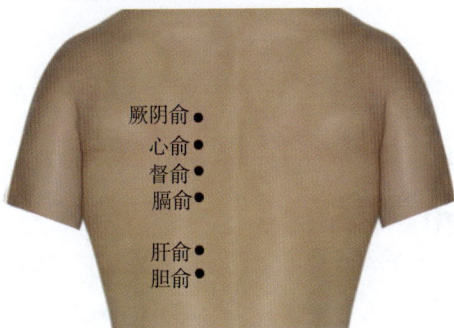

厥阴俞●
心俞●
督俞●
膈俞●

肝俞●
胆俞●

脾俞 (Píshū) (BL 20 背俞穴)

【定位】在脊柱区，第11胸椎棘突下，后正中线旁开1.5寸。

【功能】健脾统血，和胃益气。

胃俞 (Wèishū) (BL 21 背俞穴)

【定位】在脊柱区，第12胸椎棘突下，后正中线旁开1.5寸。

【功能】和胃健脾，消食利湿。

三焦俞 (Sānjiāoshū) (BL 22 背俞穴)

【定位】在脊柱区，第1腰椎棘突下，后正中线旁开1.5寸。

【功能】调三焦，利水道，益元气，强腰膝。

肾俞 (Shènshū) (BL 23 背俞穴)

【定位】在脊柱区，第2腰椎棘突下，后正中线旁开1.5寸。

【功能】益肾强腰，壮阳利水，明目聪耳。

气海俞 (Qìhǎishū) (BL 24)

【定位】在脊柱区，第3腰椎棘突下，后正中线旁开1.5寸。

【功能】补肾壮阳，行气活血。

大肠俞 (Dàchàngshū) (BL 25 背俞穴)

【定位】在脊柱，当第4腰椎棘突下，后正中线旁开1.5寸。

【功能】疏调肠胃，理气化滞。

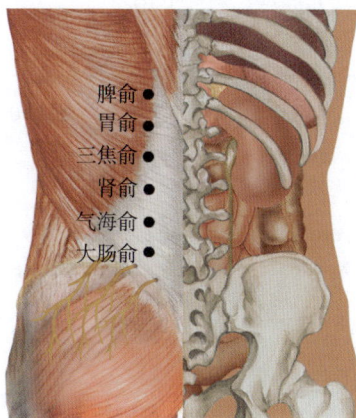

脾俞
胃俞
三焦俞
肾俞
气海俞
大肠俞

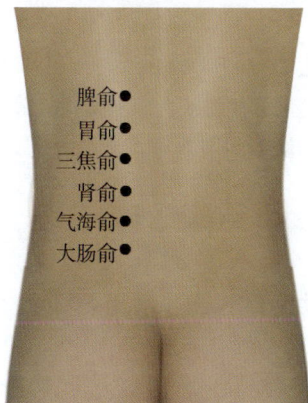

脾俞
胃俞
三焦俞
肾俞
气海俞
大肠俞

关元俞 (Guānyuánshū) (BL 26)

【定位】在脊柱区，第5腰椎棘突下，后正中线旁开1.5寸。

【功能】培元固本，调理下焦。

小肠俞 (Xiǎochángshū) (BL 27 背俞穴)

【定位】在骶区，横平第1骶后孔，骶正中嵴旁1.5寸。

【功能】清热利湿，通调二便。

膀胱俞 (Pángguāngshū) (BL 28 背俞穴)

【定位】在骶区，横平第2骶后孔，骶正中嵴旁1.5寸。

【功能】清热利尿，培补下元。

中膂俞 (Zhōnglǚshū) (BL 29)

【定位】在骶区，横平第3骶后孔，骶正中嵴旁1.5寸。

【功能】温阳理气，清热散寒。

白环俞 (Báihuánshū) (BL 30)

【定位】在骶区，横平第4骶后孔，骶正中嵴旁1.5寸。

【功能】调理下焦，温经活络。

上髎 (Shàngliáo) (BL 31)

【定位】在骶区，正对第1骶后孔中。

【功能】补益下焦，清热利湿。

次髎 (Cìliáo) (BL 32)

【定位】在骶区，正对第2骶后孔中。

【功能】补益下焦，清热利湿。

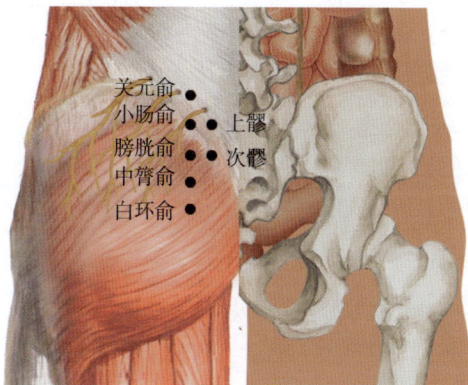

关元俞
小肠俞　　上髎
膀胱俞　　次髎
中膂俞
白环俞

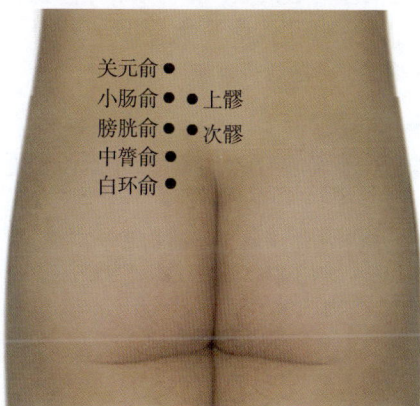

关元俞
小肠俞　　上髎
膀胱俞　　次髎
中膂俞
白环俞

中髎 (Zhōngliáo) (BL 33)

【定位】在骶区，正对第 3 骶孔中。

【功能】补益下焦，清热利湿。

下髎 (Xiàliáo) (BL 34)

【定位】在骶区，正对第 4 骶后孔中。

【功能】补益下焦，清热利湿。

会阳 (Huìyáng) (BL 35)

【定位】在骶区，尾骨端旁开 0.5 寸。

【功能】清热利湿，理气升阳。

承扶 (Chéngfú) (BL 36)

【定位】在股后区，臀沟的中点。

【功能】舒筋活络，通调二便。

殷门 (Yīnmén) (BL 37)

【定位】在股后区，臀沟下 6 寸，股二头肌与半腱肌之间。

【功能】舒筋通络，强健腰腿。

浮郄 (Fúxì) (BL 38)

【定位】在膝后区，腘横纹上 1 寸，股二头肌腱的内侧缘。

【功能】通经活络，舒筋利节。

委阳 (Wěiyáng) (BL 39 三焦下合穴)

【定位】在膝部，腘横纹上，当股二头肌腱内侧缘。

【功能】通利三焦，舒筋通络。

委中 (Wěizhōng) (BL 40 合穴、膀胱下合穴)

【定位】在膝后区，腘横纹中点。

【功能】清暑泄热，凉血解毒，醒脑安神，舒筋活络。

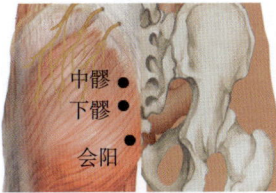

中髎 ●
下髎 ●
会阳 ●

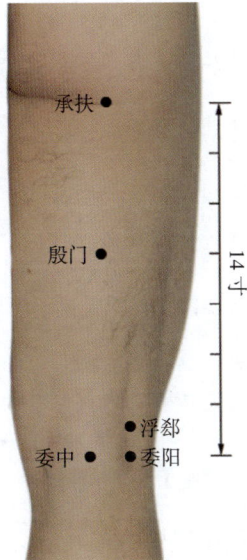

承扶 ●

殷门 ●

浮郄 ●
委中 ● ● 委阳

14 寸

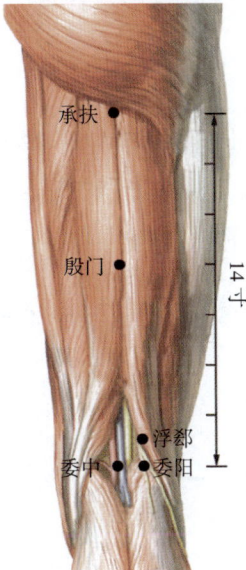

承扶 ●

殷门 ●

14 寸

浮郄 ●
委中 ● ● 委阳

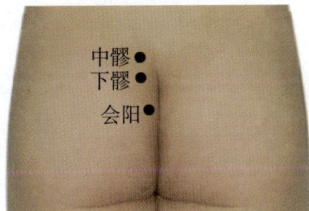

中髎 ●
下髎 ●
会阳 ●

附分 (Fùfēn) (BL 41)

【定位】在脊柱区，第2胸椎棘突下，后正中线旁开3寸。

【功能】祛风散邪，疏通经络。

魄户 (Pòhù) (BL 42)

【定位】在脊柱区，第3胸椎棘突下，后正中线旁开3寸。

【功能】补肺滋阴，下气降逆。

膏肓 (Gāohuāng) (BL 43)

【定位】在脊柱区，第4胸椎棘突下，后正中线旁开3寸。

【功能】补虚益损，调理肺气。

神堂 (Shéntáng) (BL 44)

【定位】在脊柱区，第5胸椎棘突下，后正中线旁开3寸。

【功能】宁心安神，活血通络。

譩譆 (Yìxǐ) (BL 45)

【定位】在脊柱区，第6胸椎棘突下，后正中线旁开3寸处。

【功能】止咳平喘，通窍活络。

膈关 (Géguān) (BL 46)

【定位】在脊柱区，第7胸椎棘突下，后正中线旁开3寸。

【功能】理气宽胸，和胃降逆。

魂门 (Húnmén) (BL 47)

【定位】在脊柱区，第9胸椎棘突下，后正中线旁开3寸处。

【功能】疏肝理气，健脾和胃。

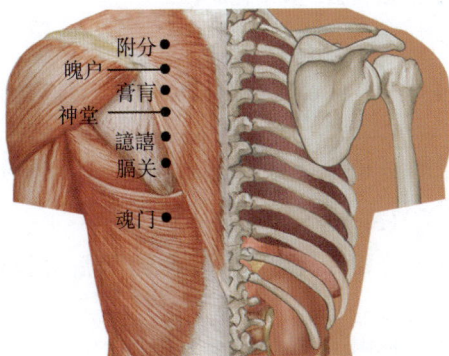

附分
魄户
膏肓
神堂
譩譆
膈关

魂门

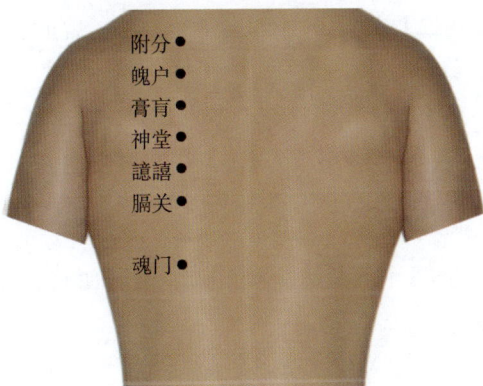

附分
魄户
膏肓
神堂
譩譆
膈关

魂门

阳纲 (Yánggāng) (BL 48)

【定位】在脊柱区,第 10 胸椎棘突下,后正中线旁开 3 寸。

【功能】清热利胆,和中化滞。

意舍 (Yìshè) (BL 49)

【定位】在脊柱区,第 11 胸椎棘突下,后正中线旁开 3 寸处。

【功能】健脾和胃,清热利湿。

胃仓 (Wèicāng) (BL 50)

【定位】在脊柱区,第 12 胸椎棘突下,后正中线旁开 3 寸处。

【功能】健脾和胃,消积导滞。

肓门 (Huāngmén) (BL 51)

【定位】在腰区,第 1 腰椎棘突下,后正中线旁开 3 寸处。

【功能】调理肠胃,化滞消痞。

志室 (Zhìshì) (BL 52)

【定位】在腰区,第 2 腰椎棘突下,后正中线旁开 3 寸处。

【功能】补肾益精,调经止带,利湿通淋,强壮腰膝。

胞肓 (Bāohuāng) (BL 53)

【定位】在骶区,横平第 2 骶后孔,骶正中嵴旁开 3 寸。
【功能】补肾壮腰,舒筋活络。

秩边 (Zhìbiān) (BL 54)

【定位】在骶区,横平第 4 骶后孔,骶正中嵴旁开 3 寸。
【功能】舒筋通络,强健腰膝,疏调下焦。

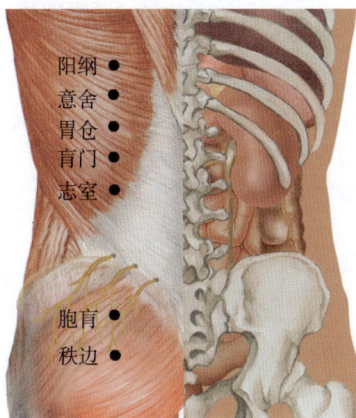

阳纲 ●
意舍 ●
胃仓 ●
肓门 ●
志室 ●

胞肓 ●
秩边 ●

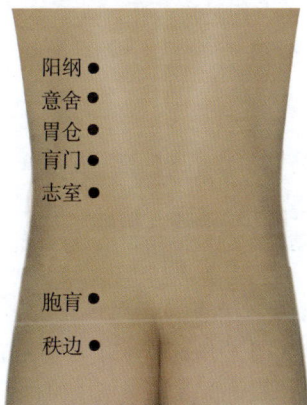

阳纲 ●
意舍 ●
胃仓 ●
肓门 ●
志室 ●

胞肓 ●
秩边 ●

合阳 (Héyàng) (BL 55)

【定位】在小腿后区，腘横纹下 2 寸，腓肠肌内、外侧头之间。

【功能】活血调经，舒筋通络，强健腰膝。

承筋 (Chéngjīn) (BL 56)

【定位】小腿后区，腘横纹下 5 寸，腓肠肌两肌腹之间。

【功能】舒筋通络，强健腰膝，通调大肠。

承山 (Chéngshān) (BL 57)

【定位】在小腿后区，腓肠肌两肌腹与肌腱交角处。

【功能】舒筋活络，调理肠腑。

飞扬 (Fēiyáng) (BL 58 络穴)

【定位】在小腿后区，昆仑（BL 60）直上 7 寸，腓肠肌外下缘与跟腱移行处。

【功能】舒筋活络，清热消肿。

跗阳 (Fūyáng) (BL 59 阳跷郄穴)

【定位】在小腿后区，昆仑（BL 60）直上 3 寸，腓骨与跟腱之间。

【功能】通经活络，清热散风。

昆仑 (Kūnlún) (BL 60 经穴)

【定位】在踝区，外踝尖与跟腱之间的凹陷中。

【功能】舒筋活络，清头明目。

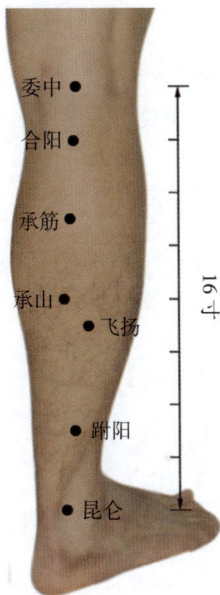

委中●
合阳●
承筋●
承山●
飞扬●
跗阳●
昆仑●

16寸

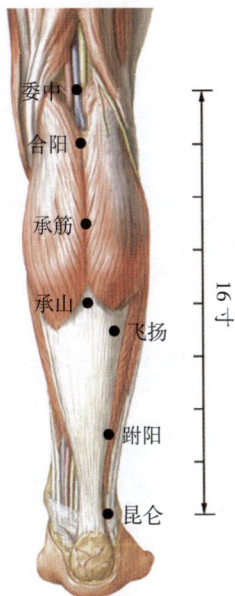

委中●
合阳●
承筋●
承山●
飞扬●
跗阳●
昆仑●

16寸

仆参 (Púcān) (BL 61)

【定位】在跟区，昆仑（BL 60）直下，跟骨外侧，赤白肉际处。

【功能】舒筋骨，利腰腿。

申脉 (Shēnmài) (BL 62 八脉交会穴通阳跷)

【定位】在踝区，外踝尖直下外踝下缘与跟骨之间凹陷中。

【功能】活血理气，宁志安神。

金门 (Jīnmén) (BL 63 郄穴)

【定位】在足背，外踝前缘直下，第5跖骨粗隆后方，骰骨下缘凹陷中。

【功能】通经活络，清脑安神。

京骨 (Jīnggǔ) (BL 64 原穴)

【定位】在跖区，第5跖骨粗隆前下方，赤白肉际处。

【功能】清热散风，宁心安神。

束骨 (Shùgǔ) (BL 65 输穴)

【定位】在跖区，第5跖趾关节的近端，赤白肉际处。

【功能】通经活络，清热散风。

足通谷 (Zútōnggǔ) (BL 66 荥穴)

【定位】在足趾，第5跖趾关节的远端，赤白肉际处。

【功能】疏通经气，安神益智。

至阴 (Zhìyīn) (BL 67 井穴)

【定位】在足趾，小趾末节外侧，趾甲根角侧后方0.1寸（指寸）。

【功能】活血理气，正胎催产，清头明目。

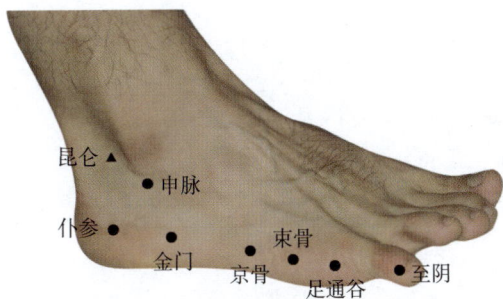

昆仑 ▲
申脉
仆参
金门
束骨
京骨
足通谷
至阴

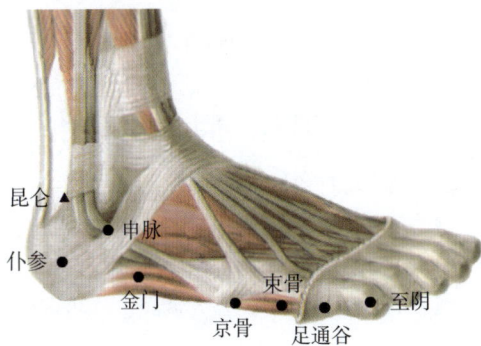

昆仑 ▲
申脉
仆参
金门
束骨
京骨
足通谷
至阴

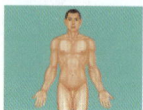

第九章
足少阴肾经经穴

涌泉 (Yǒngquàn) (KI 1 井穴)

　　【定位】在足底，屈足卷趾时足心最凹陷处。
　　【功能】滋阴益肾，平肝熄风、醒脑开窍。

然谷 (Rángǔ) (KI 2 荥穴)

　　【定位】在足内侧，足舟骨粗隆下方，赤白肉际处。
　　【功能】滋阴补肾，清热利湿。

太溪 (Tàixī) (KI 3 输穴、原穴)

　　【定位】在踝区，内踝尖与跟腱之间的凹陷中。
　　【功能】滋阴益肾，培土生金。

大钟 (Dàzhōng) (KI 4 络穴)

　　【定位】在跟区，内踝后下方，跟骨上缘，跟腱附着部前缘凹陷中。
　　【功能】利水消肿，益肾调经，清热安神。

水泉 (Shuǐquàn) (KI 5 郄穴)

　　【定位】在跟区，太溪（KI 3）直下 1 寸，跟骨结节内侧凹陷中。
　　【功能】利水消肿，活血调经。

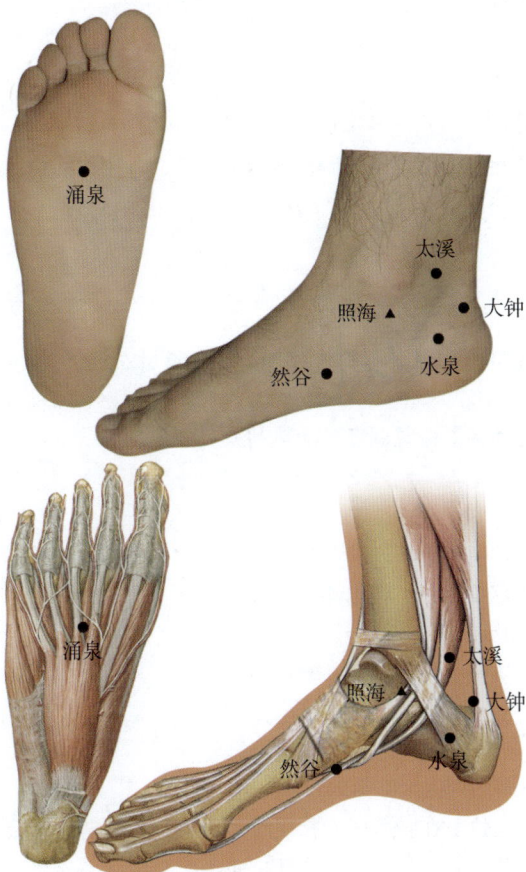

涌泉

太溪
大钟
照海 ▲
然谷
水泉

涌泉

太溪
大钟
照海
然谷
水泉

照海（Zhàohǎi）（KI 6 八脉交会穴通阴跷）

【定位】在踝区，内踝尖下 1 寸，内踝下缘边际凹陷中。

【功能】滋阴调经，熄风止痉，利咽安神。

复溜（Fùliū）（KI 7 经穴）

【定位】在小腿内侧，内踝尖上 2 寸，跟腱的前缘。

【功能】发汗解表，温阳利水。

交信（Jiāoxìn）（KI 8 阴跷郄穴）

【定位】在小腿内侧，内踝尖上 2 寸，胫骨内侧缘后际凹陷中。

【功能】益肾调经，清热利尿。

筑宾（Zhùbīn）（KI 9 阴维郄穴）

【定位】在小腿内侧，太溪（KI 3）直上 5 寸，比目鱼肌与跟腱之间。

【功能】调补肝肾，清热利湿。

阴谷（Yīngǔ）（KI 10 合穴）

【定位】在膝后区，腘横纹上，半腱肌肌腱外侧缘。

【功能】益肾助阳，理气止痛。

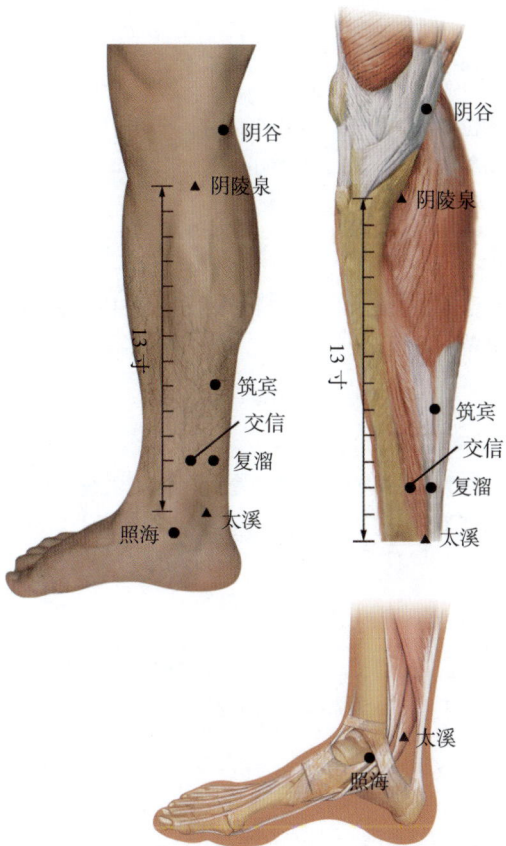

横骨 (Hénggǔ) (KI 11)

【定位】在下腹部，脐中下 5 寸，前正中线旁开 0.5 寸。

【功能】涩精举阳，通利下焦。

大赫 (Dàhè) (KI 12)

【定位】在下腹部，脐中下 4 寸，前正中线旁开 0.5 寸。

【功能】涩精止带，调经止痛。

气穴 (Qìxué) (KI 13)

【定位】在下腹部，脐中下 3 寸，前正中线旁开 0.5 寸。

【功能】止泄泻，理下焦，调冲任，益肾气。

四满 (Sìmǎn) (KI 14)

【定位】在下腹部，脐中下 2 寸，前正中线旁开 0.5 寸。

【功能】理气健脾，调经止泻，清热利湿。

中注 (Zhōngzhù) (KI 15)

【定位】在下腹部，脐中下 1 寸，前正中线旁开 0.5 寸。

【功能】通便止泻，泄热调经，行气止痛。

肓俞 (Huāngshū) (KI 16)

【定位】在腹中部，脐中旁开 0.5 寸。

【功能】通便止泻，理气止痛。

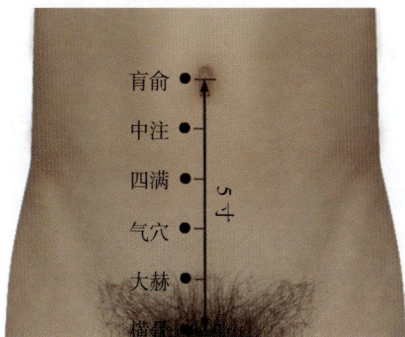

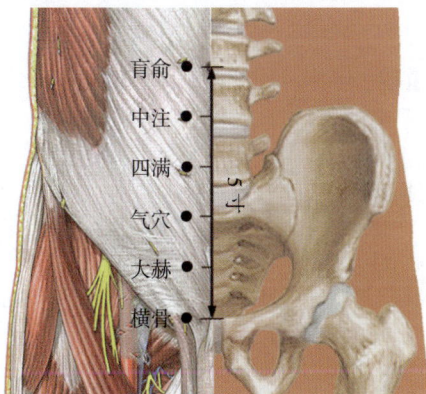

商曲 (Shāngqū) (KI 17)

【定位】在上腹部，脐中上 2 寸，前正中线旁开 0.5 寸。

【功能】理气调肠，和中化湿。

石关 (Shíguān) (KI 18)

【定位】在上腹部，脐中上 3 寸，前正中线旁开 0.5 寸。

【功能】滋阴清热，和中化滞。

阴都 (Yīndū) (KI 19)

【定位】在上腹部，脐中上 4 寸，前正中线旁开 0.5 寸。

【功能】调肠胃，理气血。

腹通谷 (Fùtōnggǔ) (KI 20)

【定位】在上腹部，脐中上 5 寸，前正中线旁开 0.5 寸。

【功能】清心益肾，降逆止呕。

幽门 (Yōumén) (KI 21)

【定位】在上腹部，脐中上 6 寸，前正中线旁开 0.5 寸。

【功能】调理肠胃，通乳消痈。

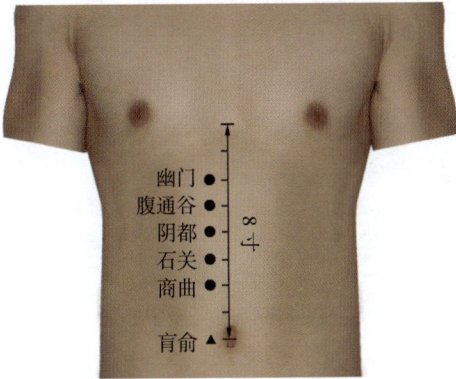

幽门 ●
腹通谷 ●
阴都 ●
石关 ●
商曲 ●

肓俞 ▲

8寸

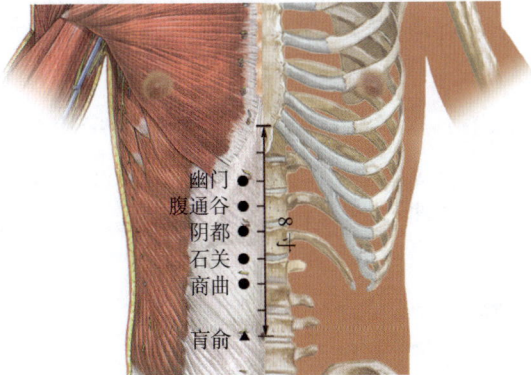

幽门 ●
腹通谷 ●
阴都 ●
石关 ●
商曲 ●

肓俞 ▲

8寸

步廊 (Bùláng) (KI 22)

【定位】在胸部，第5肋间隙，前正中线旁开2寸。

【功能】止咳平喘，补肾纳气。

神封 (Shénfēng) (KI 23)

【定位】在胸部，第4肋间隙，前正中线旁开2寸。

【功能】通乳消痈，利气降逆，止咳平喘。

灵墟 (Língxū) (KI 24)

【定位】在胸部，第3肋间隙，前正中线旁开2寸。

【功能】宽胸理气，清热降逆。

神藏 (Shéncàng) (KI 25)

【定位】在胸部，第2肋间隙，前正中线旁开2寸。

【功能】止咳平喘，宽胸理气。

彧中 (Yùzhōng) (KI 26)

【定位】在胸部，第1肋间隙，前正中线旁开2寸。

【功能】止咳平喘，降逆止呕。

俞府 (Shūfǔ) (KI 27)

【定位】在胸部，锁骨下缘，前正中线旁开2寸。

【功能】止咳平喘，理气降逆。

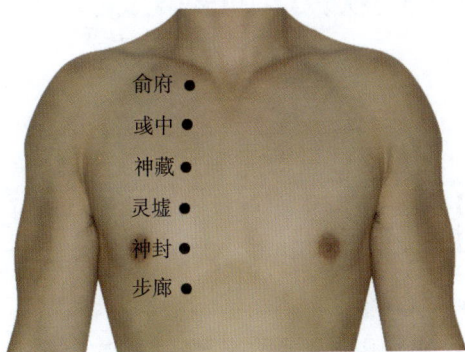

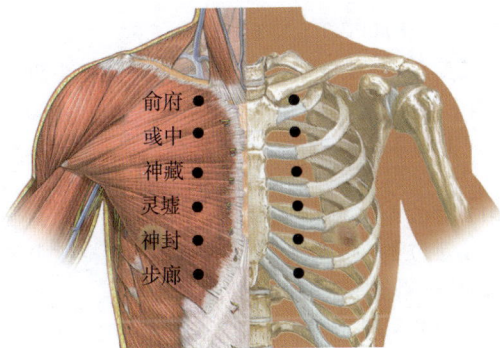

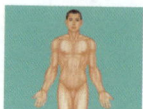

第十章
手厥阴心包经经穴

天池（ Tiānchí ）（ PC 1 ）

【定位】在胸部，第 4 肋间隙，前正中线旁开 5 寸。

【功能】活血化瘀，止咳平喘，化痰散结。

天泉（ Tiānquàn ）（ PC 2 ）

【定位】在臂前区，腋前纹头下 2 寸，肱二头肌的长、短头之间。

【功能】活血通脉，理气心痛。

曲泽（ Qūzé ）（ PC 3　合穴 ）

【定位】在肘前区，肘横纹上，肱二头肌腱的尺侧缘凹陷中。

【功能】清暑泻热，补益心气，通经活络，清热解毒。

郄门（ Xìmén ）（ PC 4　郄穴 ）

【定位】在前臂前区，腕掌侧远端横纹上 5 寸，掌长肌腱与桡侧腕屈肌腱之间。

【功能】理气止痛，宁心安神，清营止血。

间使（ Jiānshǐ ）（ PC 5　经穴 ）

【定位】在前臂前区，腕掌侧远端横纹上 3 寸，掌长肌腱与桡侧腕屈肌腱之间。

【功能】截疟，安神，宽胸。

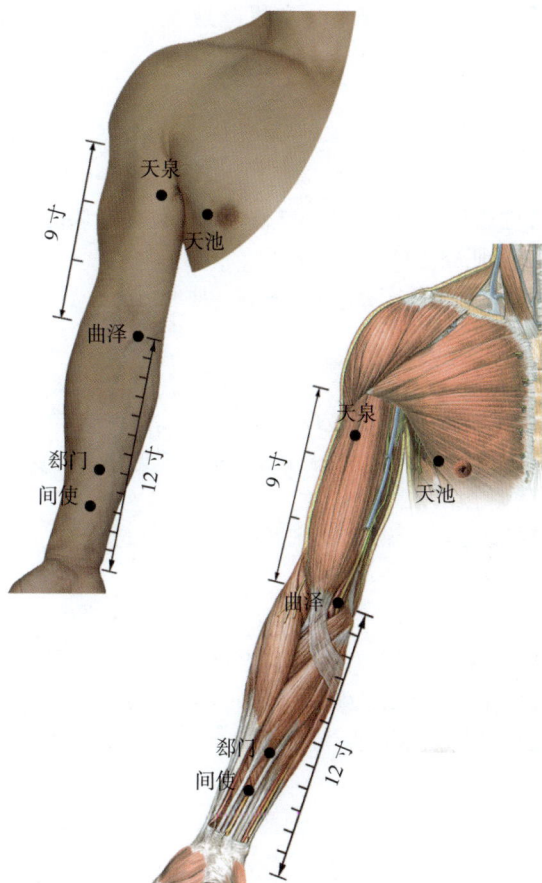

天泉

天池

曲泽

9寸

郄门

间使

12寸

天泉

天池

曲泽

9寸

郄门

间使

12寸

内关 (Nèiguān) (PC 6 络穴、八脉交会穴通阴维)

【定位】在前臂前区，腕掌侧远端横纹上2寸，掌长肌腱与桡侧腕屈肌腱之间。

【功能】宁心安神，和胃降逆，宽胸理气，镇静止痛。

大陵 (Dàlíng) (PC 7 输穴、原穴)

【定位】在腕前区，腕掌侧远端横纹中，掌长肌腱与桡侧腕屈肌腱之间。

【功能】清热宁心，宽胸和胃，通经活血。

劳宫 (Láogōng) (PC 8 荥穴)

【定位】在掌区，横平第3掌指关节近端，第2、3掌骨之间偏于第3掌骨。

【功能】解表除烦，清心泻热，醒神开窍。

中冲 (Zhōngchōng) (PC 9 井穴)

【定位】在手指，中指末端最高点。

【功能】回阳救逆，醒神通络。

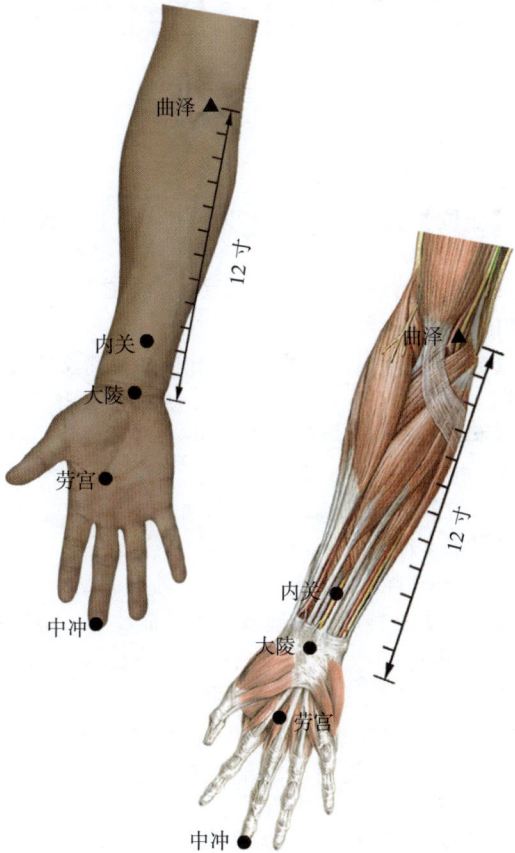

曲泽 ▲

12 寸

内关 ●
大陵 ●
劳宫 ●
中冲 ●

曲泽 ▲

12 寸

内关 ●
大陵 ●
劳宫 ●
中冲 ●

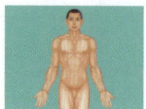

第十一章
手少阳三焦经经穴

关冲 (Guānchōng) (TE 1 井穴)

【定位】在手指，第4指末节尺侧，指甲根角侧上方0.1寸（指寸）。

【功能】清热解毒，醒神通窍，活血通络。

液门 (Yèmén) (TE 2 荥穴)

【定位】在手背，当第4、5指间，指蹼缘后方赤白肉际处。

【功能】解表清热，通络止痛。

中渚 (Zhōngzhǔ) (TE 3 输穴)

【定位】在手背，第4、5掌骨间，掌指关节近端凹陷中。

【功能】清热通络，明目益聪

阳池 (Yángchí) (TE 4 原穴)

【定位】在腕后区，腕背侧远端横纹上，指伸肌腱尺侧缘凹陷中。

【功能】和解表里，益阴增液。

外关 (Wàiguān) (TE 5 络穴、八脉交会穴通阳维)

【定位】在前臂后区，腕背侧远端横纹上2寸，尺骨与桡骨间隙中点。

【功能】解表清热，通经活络。

支沟 (Zhīgōu) (TE 6 经穴)

【定位】在前臂后区，腕背侧远端横纹上3寸，尺骨与桡骨间隙中点。

【功能】解表清热，通经活络。

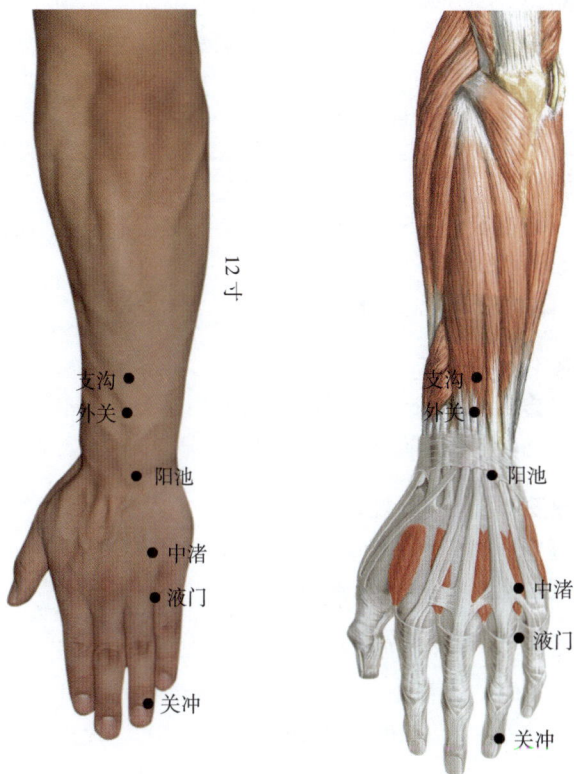

12 寸

支沟
外关
阳池
中渚
液门
关冲

支沟
外关
阳池
中渚
液门
关冲

会宗 (Huìzōng) (TE 7 郄穴)

【定位】在前臂后区，腕背侧远端横纹上 3 寸，尺骨的桡侧缘。

【功能】清热安神，聪耳通络。

三阳络 (Sānyángluò) (TE 8)

【定位】在前臂后区，腕背侧远端横纹上 4 寸，尺骨与桡骨间隙中点。

【功能】舒筋活络，开音聪耳。

四渎 (Sìdú) (TE 9)

【定位】在前臂后区，肘尖（EX-UE 1）下 5 寸，尺骨与桡骨间隙中点。

【功能】聪耳，止痛，利咽。

天井 (Tiānjǐng) (TE 10 合穴)

【定位】在肘后区，肘尖（EX-UE 1）上 1 寸凹陷中。

【功能】行气散结，安神通络。

清泠渊 (Qīnglíngyuān) (TE 11)

【定位】在臂后区，肘尖与肩峰角连线上，肘尖上 2 寸。

【功能】清热散风，通经活络。

消泺 (Xiāoluò) (TE 12)

【定位】在臂后区，肘尖与肩峰角连线上，肘尖上 5 寸。

【功能】清热醒神，通经止痛。

臑会 (Nàohuì) (TE 13)

【定位】在臂后区，肩峰角下 3 寸，三角肌的后下缘。

【功能】化痰散结，通络止痛。

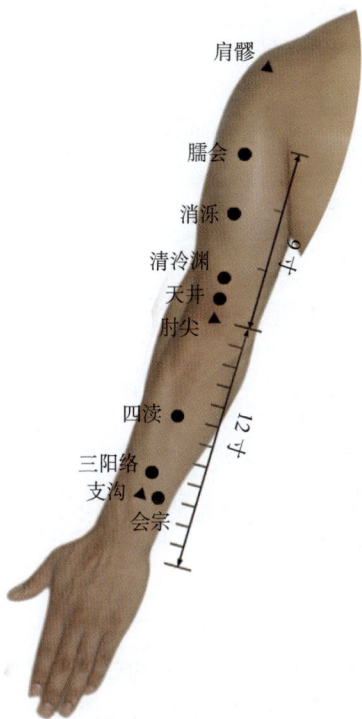

肩髎

臑会

消泺

清冷渊

天井

肘尖

9寸

四渎

三阳络

支沟

12寸

会宗

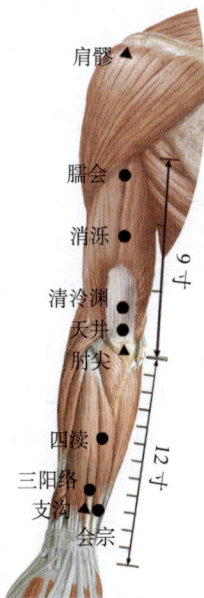

肩髎

臑会

消泺

清冷渊

天井

肘尖

9寸

四渎

三阳络

支沟

会宗

12寸

肩髎 (Jiānliáo) (TE 14)

【定位】在三角肌区，肩峰角与肱骨大结节两骨间凹陷中。

【功能】祛风湿，通经络。

天髎 (Tiānliáo) (TE 15)

【定位】在肩胛区，肩胛骨上角骨际凹陷中。

【功能】通经止痛。

天牖 (Tiānyǒu) (TE 16)

【定位】在肩胛区，横平下颌角，胸锁乳突肌的后缘凹陷中。

【功能】清头明目，消痰截疟。

翳风 (Yìfēng) (TE 17)

【定位】在颈部，耳垂后方，乳突下端前方凹陷中。

【功能】通窍聪耳，祛风泄热。

瘈脉 (Chìmài) (TE 18)

【定位】在头部，乳突中央，角孙（TE 20）至翳风（TE 17）沿耳轮弧形连线的上 2/3 下 1/3 交点处。

【功能】熄风止痉，活络通窍。

颅息 (Lúxī) (TE 19)

【定位】在头部，角孙（TE 20）至翳风（TE 17）沿耳轮弧形连线的上 1/3 下 2/3 交点处。

【功能】通窍止痛，镇惊熄风。

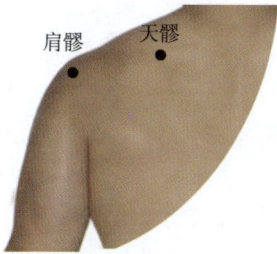

肩髎　天髎

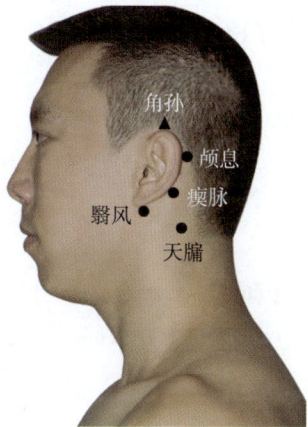

角孙
颅息
瘈脉
翳风
天牖

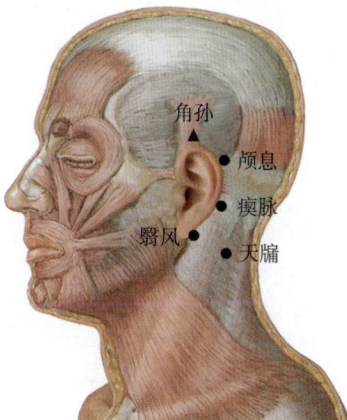

角孙
颅息
瘈脉
翳风
天牖

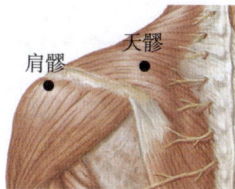

肩髎　天髎

角孙 (Jiǎosūn) (TE 20)

【定位】在头部，耳尖正对发际处。

【功能】清热散风，消肿止痛。

耳门 (ěrmén) (TE 21)

【定位】在耳区，耳屏上切迹与下颌骨髁突之间的凹陷中。

【功能】开窍益聪，祛风通络。

耳和髎 (ěrhéliáo) (TE 22)

【定位】在头部，鬓发后缘，耳廓根的前方，颞浅动脉的后缘。

【功能】祛风通络，消肿止痛。

丝竹空 (Sīzhúkóng) (TE 23)

【定位】在面部，眉稍凹陷中。

【功能】清头明目，散风止痛。

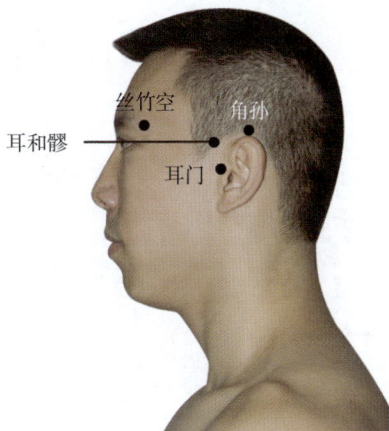

丝竹空　角孙

耳和髎

耳门

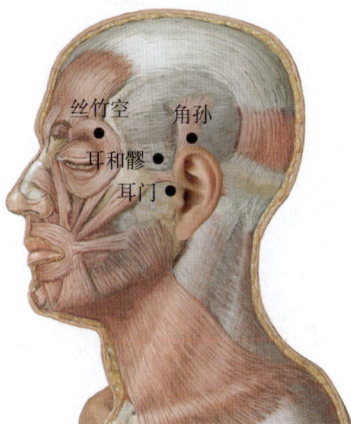

丝竹空　角孙

耳和髎

耳门

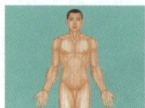

第十二章
足少阳胆经经穴

瞳子髎（Tóngzǐliáo）（GB 1）
　　【定位】在面部，目外眦外侧 0.5 寸凹陷中。
　　【功能】疏散风热，明目退翳。

听会（Tīnghuì）（GB 2）
　　【定位】在面部，耳屏间切迹与下颌骨髁突之间的凹陷中。
　　【功能】开窍聪耳，活络安神。

上关（Shàngguān）（GB 3）
　　【定位】在面部，颧弓上缘中央凹陷中。
　　【功能】聪耳开窍，散风活络。

颔厌（Hànyàn）（GB 4）
　　【定位】在头部，从头维（ST 8）至曲鬓（GB 7）的弧形连线（其弧度与鬓发弧度相应）的上 1/4 与下 3/4 的交点处。
　　【功能】聪耳开窍，散风活络

悬颅（Xuánlú）（GB 5）
　　【定位】在头部，从头维（ST 8）至曲鬓（GB 7）的弧形连线（其弧度与鬓发弧度相应）的中点处。
　　【功能】疏通经络，清热散风。

悬厘（Xuánlí）（GB 6）
　　【定位】在头部，从头维（ST 8）至曲鬓（GB 7）的弧形连线（其弧度与鬓发弧度相应）的上 3/4 与下 1/4 的交点处。
　　【功能】疏经通络，清热散风。

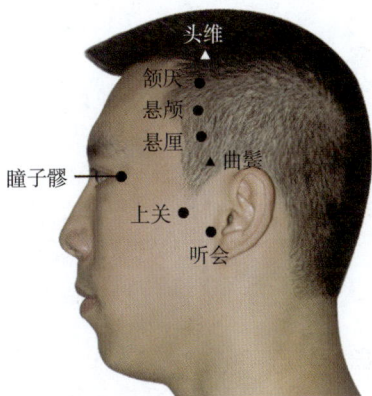

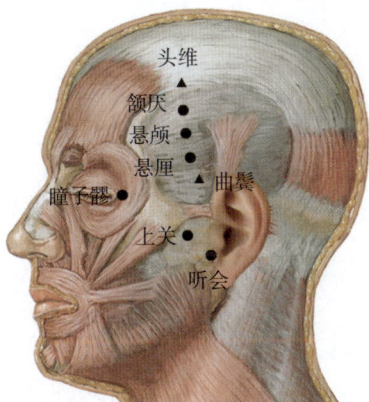

曲鬓 (Qūbìn) (GB 7)

【定位】在头部，耳前鬓角发际后缘与耳尖水平线的交点处。

【功能】清热散风，活络通窍。

率谷 (Shuàigǔ) (GB 8)

【定位】在头部，耳尖直上入发际 1.5 寸。

【功能】清热熄风，通经活络。

天冲 (Tiānchōng) (GB 9)

【定位】在头部，耳根后缘直上，入发际 2 寸。

【功能】祛风定惊，清热散结。

浮白 (Fúbài) (GB 10)

【定位】在头部，耳后乳突的后上方，从天冲与完骨弧形连线（其弧度与耳郭弧度相应）的上 1/3 与下 2/3 交点处。

【功能】清头散风，理气散结。

头窍阴 (Tóuqiàoyīn) (GB 11)

【定位】在头部，耳后乳突的后上方，当天冲与完骨的弧形连线（其弧度与耳郭弧度相应）的上 2/3 与下 1/3 交点处。

【功能】理气镇痛，开窍聪耳。

完骨 (Wàngǔ) (GB 12)

【定位】在头部，耳后乳突的后下方凹陷中。

【功能】通经活络，祛风清热。

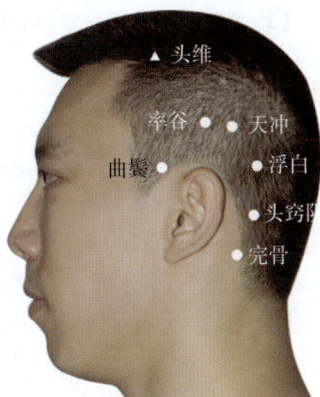

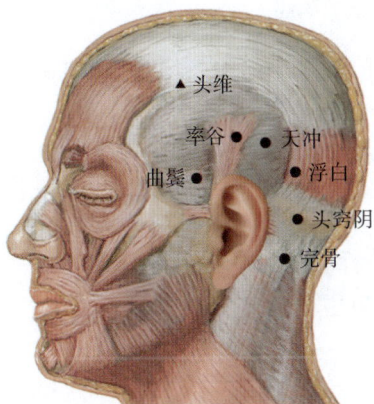

本神（Běnshén）（GB 13）

【定位】在头部，前发际上 0.5 寸，头正中线旁开 3 寸。

【功能】祛风定惊，清热止痛。

阳白（Yángbái）（GB 14）

【定位】在头部，眉上一寸，瞳孔直上。

【功能】清头明月，祛风泄热。

头临泣（Tóulínqì）（GB 15）

【定位】在头部，前发际上 0.5 寸，瞳孔直上。

【功能】清头明目，安神定志。

目窗（Mùchuāng）（GB 16）

【定位】在头部，前发际上 1.5 寸，瞳孔直上。

【功能】清头明目，发散风热。

正营（Zhèngyíng）（GB 17）

【定位】在头部，前发际上 2.5 寸，瞳孔直上。

【功能】清头明目，疏风止痛。

承灵（Chénglíng）（GB 18）

【定位】在头部，前发际上 4 寸，瞳孔直上。

【功能】清头目，散风热。

脑空（Nǎokōng）（GB 19）

【定位】在头部，横平枕外隆凸的上缘，风池（GB 20）直上。

【功能】醒脑通窍，活络散风。

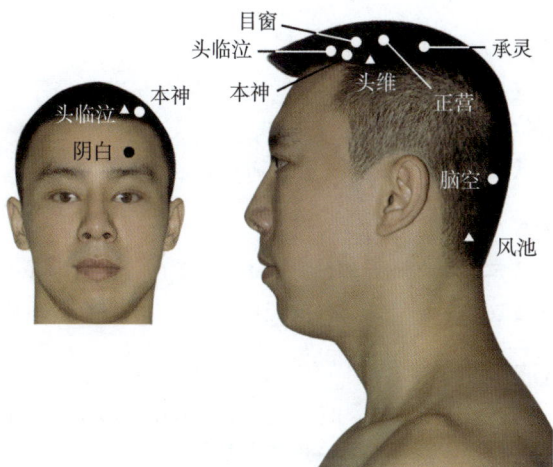

目窗
头临泣
本神
本神
头维
正营
承灵
头临泣
阴白
脑空
风池

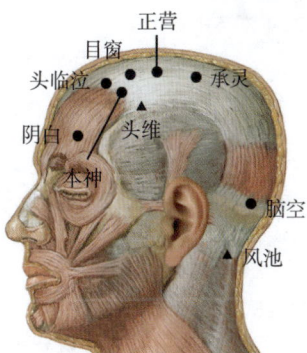

正营
目窗
头临泣
承灵
阴白
头维
本神
脑空
风池

风池 (Fēngchí) (GB 20)

【定位】在颈后区，枕骨之下，胸锁乳突肌上端与斜方肌上端之间的凹陷中。

【功能】清头明目，祛风解毒，通利官窍。

肩井 (Jiānjǐng) (GB 21)

【定位】在肩胛区，第7颈椎棘突与肩峰最外侧点连线的中点。

【功能】降逆理气，散结补虚，通经活络。

渊腋 (Yuānyè) (GB 22)

【定位】在胸外侧区，第4肋间隙中，在腋中线上。

【功能】理气活血，通经止痛。

辄筋 (Zhéjīn) (GB 23)

【定位】在胸外侧区，第4肋间隙中，腋中线前1寸。

【功能】降逆平喘，理气活血。

日月 (Rìyuè) (GB 24　胆募穴)

【定位】在胸部，第7肋间隙，前正中线旁开4寸。

【功能】降逆利胆，调理肠胃。

京门 (Jīngmén) (GB 25　肾募穴)

【定位】在上腹部，第12肋骨游离端下际。

【功能】利尿通淋，补肾温阳。

带脉 (Dàimài) (GB 26)

【定位】在侧腹部，第11肋骨游离端垂线与脐水平线的交点上。

【功能】清热利湿，调经止带。

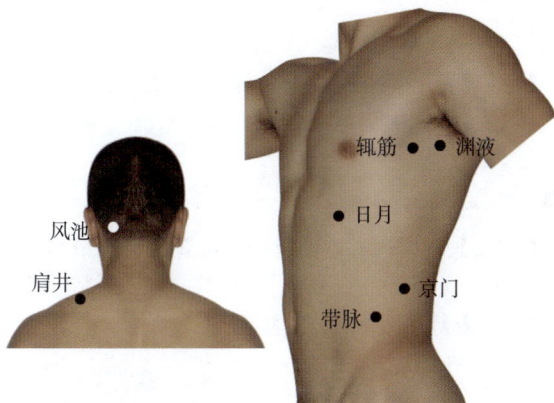

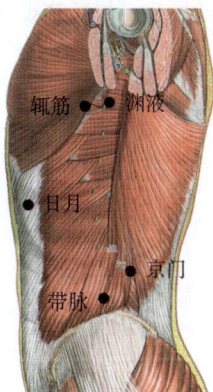

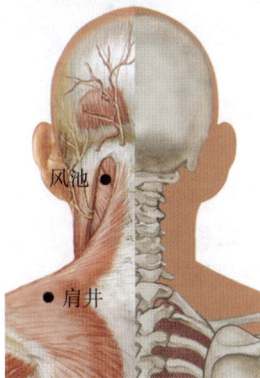

五枢 (Wǔshū) (GB 27)

【定位】在下腹部，横平脐下 3 寸，髂前上棘内侧。

【功能】调经带，理下焦，通腑气。

维道 (Wéidào) (GB 28)

【定位】在下腹部，髂前上棘内下 0.5 寸。

【功能】调冲任，理下焦。

居髎 (Jūliào) (GB 29)

【定位】在臀区，髂前上棘与股骨大转子最凸点连线的中点处。

【功能】舒筋活络，强健腰腿。

环跳 (Huàntiào) (GB 30)

【定位】在臀区，股骨大转子最凸点与骶管裂孔连线上的外 1/3 与 2/3 交点处。

【功能】祛风湿，利腰腿。

风市 (Fēngshì) (GB 31)

【定位】在股部，直立垂手，掌心贴于大腿时，中指尖所指凹陷中，髂胫束后缘。

【功能】祛风湿，调气血，通经络。

中渎 (Zhōngdú) (GB 32)

【定位】在股部，腘横纹上 7 寸，髂胫束后缘。

【功能】通经活络，祛风散寒。

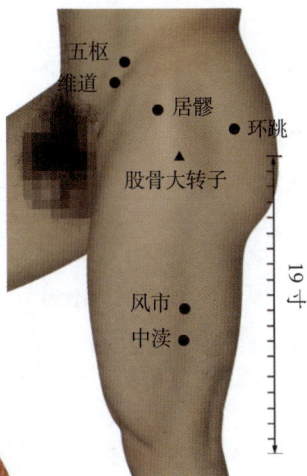

五枢
维道
居髎
环跳
股骨大转子
风市
中渎
19寸

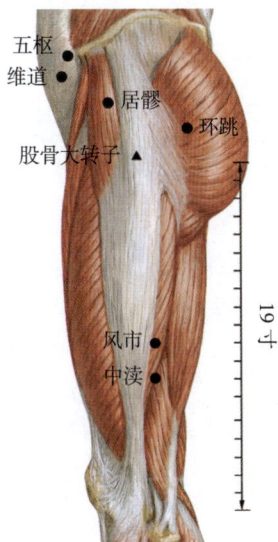

五枢
维道
居髎
股骨大转子
环跳
风市
中渎
19寸

膝阳关 (Xīyángguān) (GB 33)

【定位】在膝部，股骨外上髁后上缘，股二头肌腱与髂胫束之间的凹陷中。

【功能】疏筋脉，利关节，祛风湿。

阳陵泉 (Yánglíngquàn) (GB 34 合穴、筋会、胆下合穴)

【定位】在小腿外侧，腓骨头前下方凹陷中。

【功能】清热熄风，消肿止痛。

阳交 (Yàngjiāo) (GB 35 阳维郄穴)

【定位】在小腿外侧，外踝尖上 7 寸，腓骨后缘。

【功能】舒筋活络，安神定志。

外丘 (Wàiqiū) (GB 36 郄穴)

【定位】在小腿外侧，外踝尖上 7 寸，腓骨前缘。

【功能】疏肝理气，通经活络。

光明 (Guāngmíng) (GB 37 络穴)

【定位】在小腿外侧，外踝尖上 5 寸，腓骨前缘。

【功能】疏肝明目，通经活络。

阳辅 (Yàngfǔ) (GB 38 经穴)

【定位】在小腿外侧，外踝尖上 4 寸，腓骨前缘。

【功能】清热散风，舒筋活络。

悬钟 (Xuànzhōng) (GB 39 髓会)

【定位】在小腿外侧，外踝尖上 3 寸，腓骨前缘。

【功能】益髓生血，舒筋活络。

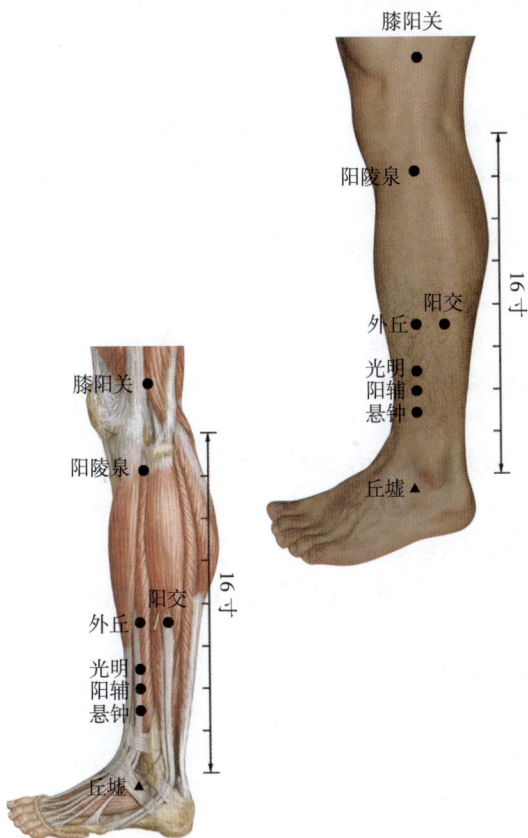

膝阳关

阳陵泉

外丘　阳交

光明
阳辅
悬钟

丘墟

16寸

膝阳关

阳陵泉

阳交

外丘

光明
阳辅
悬钟

丘墟

16寸

丘墟 (Qiūxū) (GB 40 原穴)

【定位】在踝区，外踝的前下方，趾长伸肌腱的外侧凹陷中。

【功能】清暑泄热，凉血解毒，醒脑安神，舒筋活络。

足临泣 (Zúlínqì) (GB 41 输穴、八脉交会穴通带脉)

【定位】在足背，第4、5跖骨底结合部的前方，第5趾长伸肌腱外侧凹陷中。

【功能】舒肝解郁，熄风泻火。

地五会 (Dìwǔhuì) (GB 42)

【定位】在足背，第4、5跖骨间，第4跖趾关节近端凹陷中。

【功能】舒肝利胆，通经活络。

侠溪 (Xiáxī) (GB 43 荥穴)

【定位】在足背，第4、5趾间，趾蹼缘后方赤白肉际处。

【功能】清热熄风，消肿止痛。

足窍阴 (Zúqiàoyīn) (GB 44 经穴)

【定位】在足趾，第4趾末节外侧，趾甲根角侧后方0.1寸（指寸）。

【功能】清热解郁，通经活络。

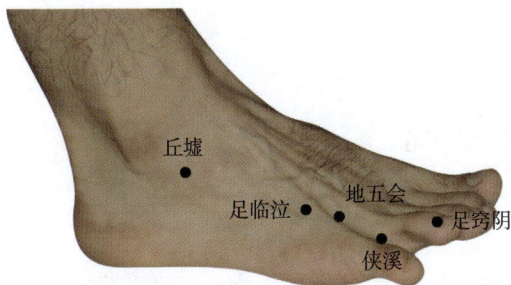

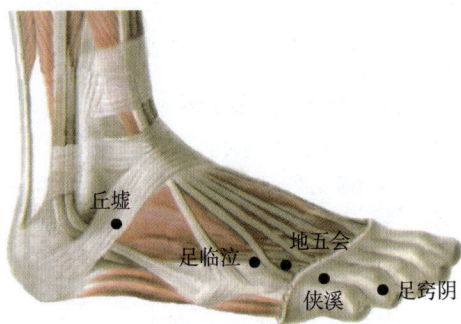

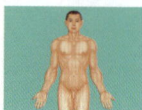

第十三章
足厥阴肝经经穴

大敦（Dàdūn）（LR 1 井穴）

【定位】在足趾，大趾末节外侧，趾甲根角侧后方 0.1 寸（指寸）。

【功能】回阳救逆，调经止淋。

行间（Xíngjiān）（LR 2 荥穴）

【定位】在足背，第 1、2 趾间，趾蹼缘后方赤白肉际处。

【功能】平肝潜阳，泻热安神，凉血止血。

太冲（Tàichōng）（LR 3 输穴、原穴）

【定位】在足背，当第 1、2 跖骨间，跖骨底结合部前方凹陷中，或触及动脉搏动。

【功能】平肝熄风，舒肝养血。

中封（Zhōngfēng）（LR 4 经穴）

【定位】在踝区，内踝前，胫骨前肌腱与拇长伸肌腱之间的凹陷处。

【功能】清肝胆热，通利下焦，舒筋活络。

蠡沟（Lígōu）（LR 5 络穴）

【定位】在小腿内侧，内踝尖上 5 寸，胫骨内侧面的中央。

【功能】疏肝理气，调经止带。

中都（Zhōngdū）（LR 6 郄穴）

【定位】在小腿内侧，内踝尖上 7 寸，胫骨内侧面的中央。

【功能】疏肝理气，调经止血。

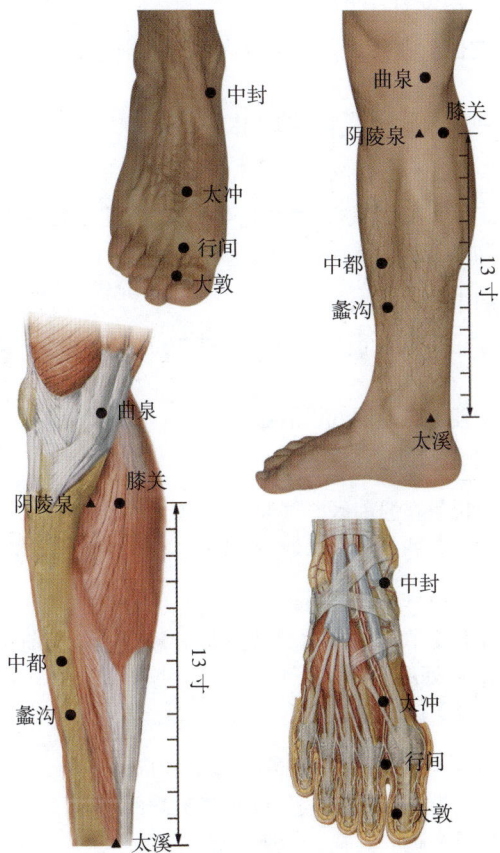

中封

曲泉
膝关
阴陵泉

太冲

行间
大敦

中都
蠡沟

13寸

太溪

曲泉
膝关
阴陵泉

13寸

中都
蠡沟

太溪

中封

太冲

行间
大敦

膝关 (Xīguān) (LR 7)

【定位】在膝部，胫骨内侧髁的下方，阴陵泉后 1 寸。

【功能】祛风除湿，疏利关节。

曲泉 (Qūquán) (LR 8 合穴)

【定位】在膝部，腘横纹内侧端，半腱肌肌腱内缘凹陷中。

【功能】疏肝理气，调经止痛。

阴包 (Yīnbāo) (LR 9)

【定位】在股前区，髌底上 4 寸，股内肌与缝匠肌之间。

【功能】利尿通淋，调经止痛。

足五里 (Zúwǔlǐ) (LR 10)

【定位】在股前区，气冲（ST 30）直下 3 寸，动脉搏动处。

【功能】疏肝理气，清热利湿。

阴廉 (Yīnlián) (LR 11)

【定位】在股前区，气冲（ST 30）直下 2 寸。

【功能】调经止带，通经活络。

急脉 (Jímài) (LR 12)

【定位】在腹股沟区，横平耻骨联合上缘，前正中线旁开 2.5 寸处。

【功能】疏肝胆，理下焦。

章门 (Zhāngmén) (LR 13 脾募穴、脏会穴)

【定位】在侧腹部，第 11 肋游离端的下际。

【功能】疏肝健脾，降逆平喘。

期门 (Qīmén) (LR 14 肝募穴)

【定位】在胸部，第 6 肋间隙，前正中线旁开 4 寸。

【功能】平肝潜阳，疏肝健脾。

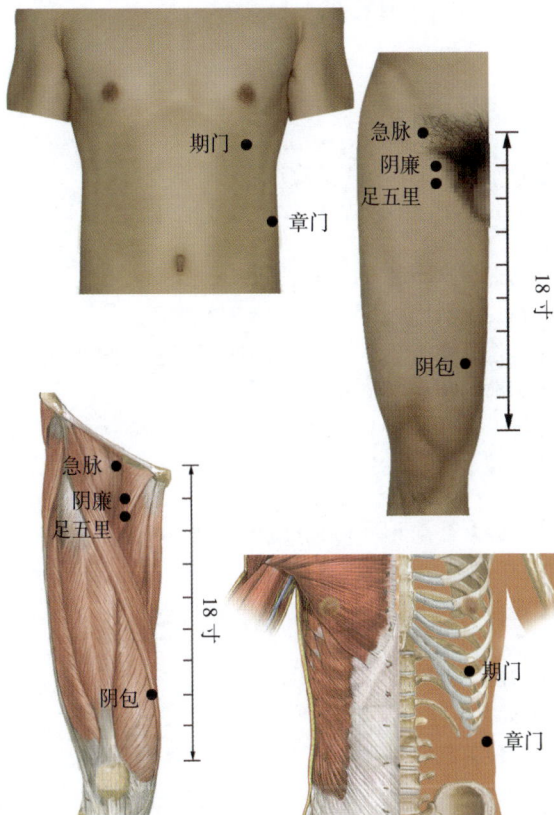

期门

章门

急脉
阴廉
足五里

阴包

18寸

急脉
阴廉
足五里

阴包

18寸

期门

章门

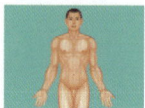

第十四章
督脉经穴

长强（ Chángqiáng ）（ GV 1 络穴 ）

【定位】在会阴区，尾骨下方，尾骨端与肛门连线的中点处。

【功能】育阴潜阳，益气固脱。

腰俞（ Yāoshū ）（ GV 2 ）

【定位】在骶区，正对骶管裂孔，后正中线上。

【功能】补肾调经，强健筋骨。

腰阳关（ Yāoyángguān ）（ GV 3 ）

【定位】在脊柱区，第 4 腰椎棘突下凹陷中，后正中线上。

【功能】补益下元，强壮腰肾。

命门（ Mìngmén ）（ GV 4 ）

【定位】在脊柱区，第 2 腰椎棘突下凹陷中，后正中线上。

【功能】固精壮阳，培元补肾。

悬枢（ Xuànshū ）（ GV 5 ）

【定位】在脊柱区，第 1 腰椎棘突下凹陷中，后正中线上。

【功能】强腰益肾，涩肠固脱。

脊中（ Jǐzhōng ）（ GV 6 ）

【定位】在脊柱区，第 11 胸椎棘突下凹陷中，后正中线上。

【功能】调理肠胃，益肾宁神。

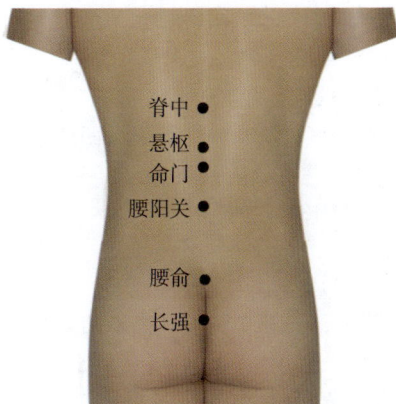

脊中 ●
悬枢 ●
命门 ●
腰阳关 ●
腰俞 ●
长强 ●

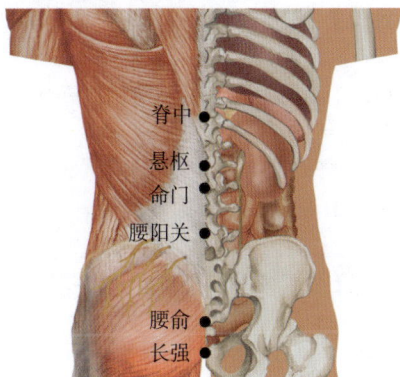

脊中 ●
悬枢 ●
命门 ●
腰阳关 ●
腰俞 ●
长强 ●

中枢 (Zhōngshū)（GV 7）

【定位】在脊柱区，第10胸椎棘突下凹陷中，后正中线上。

【功能】强腰补肾，和胃止痛。

筋缩 (Jīnsuō)（GV 8）

【定位】在脊柱区，第9胸椎棘突下凹陷中，后正中线上。

【功能】舒筋壮阳，醒脑安神。

至阳 (Zhìyáng)（GV 9）

【定位】在脊柱区，第7胸椎棘突下凹陷中，后正中线上。

【功能】利湿退黄，健脾和胃，止咳平喘。

灵台 (Língtái)（GV 10）

【定位】在脊柱区，第6胸椎棘突下凹陷中，后正中线上。

【功能】清热解毒，宣肺定喘，舒筋活络。

神道 (Shéndào)（GV 11）

【定位】在脊柱区，第5胸椎棘突下凹陷中，后正中线上。

【功能】镇惊安神，理气宽胸。

身柱 (Shēnzhù)（GV 12）

【定位】在脊柱区，第3胸椎棘突下凹陷中，后正中线上。

【功能】清热宣肺，醒神定痉，活血通络。

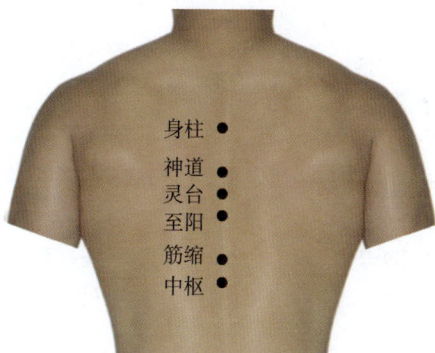

身柱
神道
灵台
至阳
筋缩
中枢

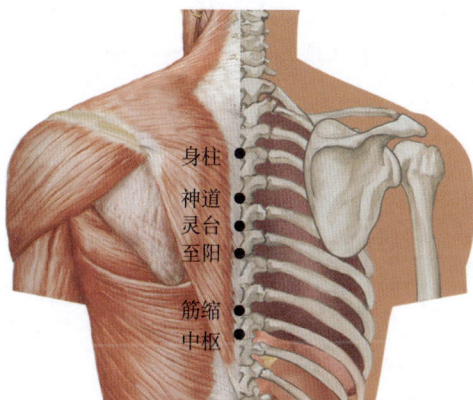

身柱
神道
灵台
至阳
筋缩
中枢

陶道 (Táodào) (GV 13)

【定位】在脊柱区，第1胸椎棘突下凹陷中，后正中线上。

【功能】清热解表，安神截疟，疏筋通络。

大椎 (Dàzhuī) (GV 14)

【定位】在脊柱区，第7颈椎棘突下凹陷中，后正中线上。

【功能】解表散寒，镇静安神，肃肺调气，清热解毒。

哑门 (Yǎmén) (GV 15)

【定位】在颈后区，第2颈椎棘突上际凹陷中，后正中线上。

【功能】开喑通窍，清心宁志。

风府 (Fēngfǔ) (GV 16)

【定位】在颈后区，枕外隆突直下，两侧斜方肌之间凹陷中。

【功能】清热熄风，醒脑开窍。

脑户 (Nǎohù) (GV 17)

【定位】在头部，枕外隆凸的上缘凹陷中。

【功能】清头明目，镇痉安神。

强间 (Qiàngjiān) (GV 18)

【定位】在头部，后发际正中直上4寸。

【功能】宁心安神，通络止痛。

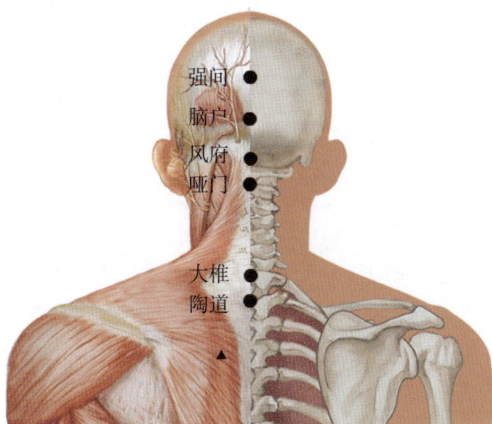

强间
脑户
风府
哑门

大椎
陶道

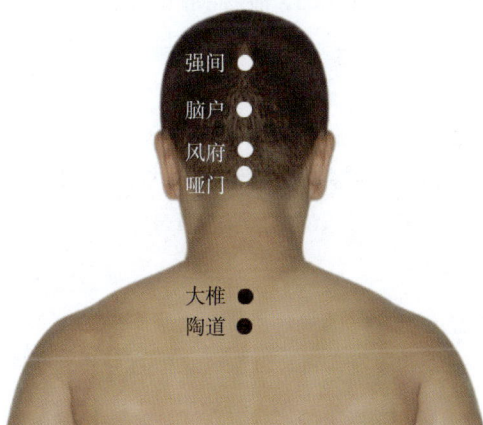

强间
脑户
风府
哑门

大椎
陶道

后顶 (Hòudǐng) (GV 19)

【定位】在头部，后发际正中直上 5.5 寸。

【功能】清热止痛，宁心安神。

百会 (Bǎihuì) (GV 20)

【定位】在头部，前发际正中直上 5 寸。

【功能】升阳固脱，开窍宁神。

前顶 (Qiándǐng) (GV 21)

【定位】在头部，前发际正中直上 3.5 寸。

【功能】清热通窍，健脑安神。

囟会 (Xìnhuì) (GV 22)

【定位】在头部，前发际正中直上 2 寸。

【功能】醒脑开窍，清头散风。

上星 (Shàngxīng) (GV 23)

【定位】在头部，前发际正中直上 1 寸。

【功能】散风清热，宁心通窍。

神庭 (Shéntíng) (GV 24)

【定位】在头部，前发际正中直上 0.5 寸。

【功能】潜阳安神，醒脑熄风。

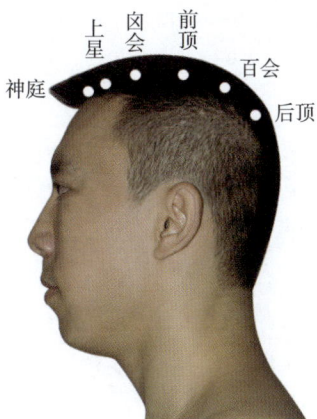

上星 囟会 前顶 百会 神庭 后顶

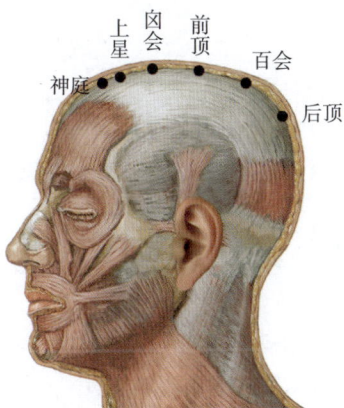

上星 囟会 前顶 百会 神庭 后顶

素髎 (Sùliáo) (GV 25)

【定位】在面部，鼻尖的正中央。

【功能】通利鼻窍，开窍醒神。

水沟 (Shuǐgōu) (GV 26)

【定位】在面部，人中沟的上 1/3 与中 1/3 交点处。

【功能】醒脑开窍，通经活络。

兑端 (Duìduān) (GV 27)

【定位】在面部，上唇结节的中点。

【功能】开窍醒神，散风泻热。

龈交 (Yínjiāo) (GV 28)

【定位】在上唇内，上唇系带与上牙龈的交点。

【功能】活血清热，安神定志，舒筋止痛。

印堂 (Yìntáng) (GV 29)

【定位】在头部，两眉毛内侧端中间的凹陷中。

【功能】镇惊安神，活络疏风。

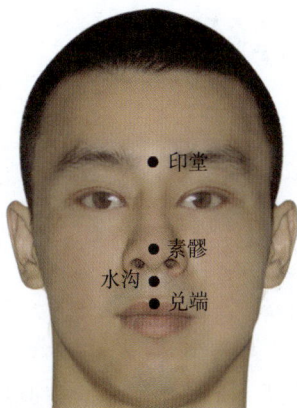

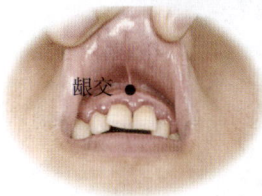

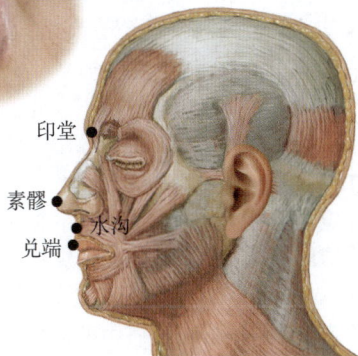

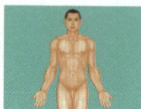

第十五章

任脉经穴

会阴（Huìyīn）（CV 1）

　　【定位】会阴区，男性在阴囊根部与肛门连线的中点，女性在大阴唇后联合与肛门连线的中点。

　　【功能】醒神开窍，通利下焦。

曲骨（Qūgǔ）（CV 2）

　　【定位】在下腹部，耻骨联合上缘，前正中线上。

　　【功能】涩精举阳，补肾利尿，调经止带。

中极（Zhōngjí）（CV 3 膀胱募穴）

　　【定位】在下腹部，脐中下 4 寸，前正中线上。

　　【功能】清利湿热，益肾调经，通阳化气。

关元（Guānyuàn）（CV 4 小肠募穴）

　　【定位】在下腹部，脐中下 3 寸，前正中线上。

　　【功能】培元固脱，温肾壮阳，调经止带。

石门（Shímén）（CV 5 三焦募穴）

　　【定位】在下腹部，当脐中下 2 寸，前正中线上。

　　【功能】健脾益肾，清利下焦。

气海（Qìhǎi）（CV 6 肓之原穴）

　　【定位】在下腹部，脐中下 1.5 寸，前正中线上。

　　【功能】补气健脾，调理下焦，培元固本。

阴交（Yīnjiāo）（CV 7）

　　【定位】在下腹部，脐中下 1 寸，前正中线上。

　　【功能】利水消肿，调经理血，温补下元。

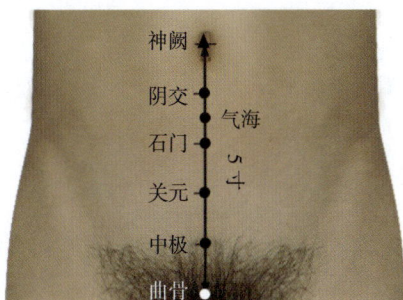

神阙

阴交

气海

石门

5寸

关元

中极

曲骨

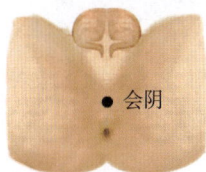

会阴

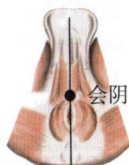

会阴

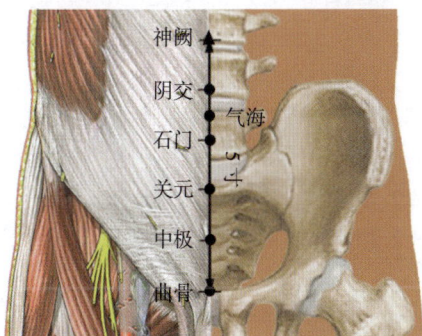

神阙

阴交

气海

石门

5寸

关元

中极

曲骨

神阙 (Shénquè)（ CV 8 ）
【定位】在脐区，脐中央。
【功能】温阳救逆，利水消肿。

水分 (Shuǐfēn)（ CV 9 ）
【定位】在上腹部，脐中上 1 寸，前正中线上。
【功能】利水消肿，健脾和胃。

下脘 (Xiàwǎn)（ CV 10 ）
【定位】在上腹部，脐中上 2 寸，前正中线上。
【功能】和胃健脾，消积化滞。

建里 (Jiànlǐ)（ CV 11 ）
【定位】在上腹部，脐中上 3 寸，前正中线上。
【功能】和胃健脾，降逆利水。

中脘 (Zhōngwǎn)（ CV 12 胃募穴、腑会穴 ）
【定位】在上腹部，脐中上 4 寸，前正中线上。
【功能】和胃健脾，温中化湿。

上脘 (Shàngwǎn)（ CV 13 ）
【定位】在上腹部，脐中上 5 寸，前正中线上。
【功能】和胃降逆，宽胸宁神。

巨阙 (Jùquè)（ CV 14 心募穴 ）
【定位】在上腹部，脐中上 6 寸，前正中线上。
【功能】化痰宁心，理气和胃。

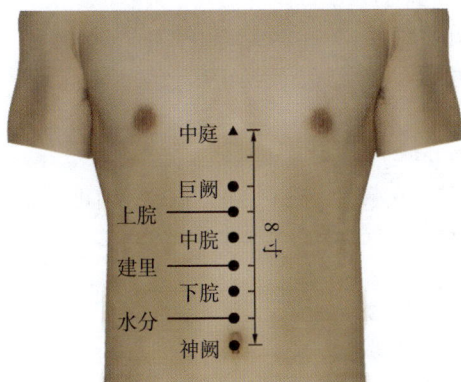

中庭 ▲
巨阙 ●
上脘 —— ●
中脘 ●
建里 —— ●
下脘 ●
水分 —— ●
神阙 ●

8寸

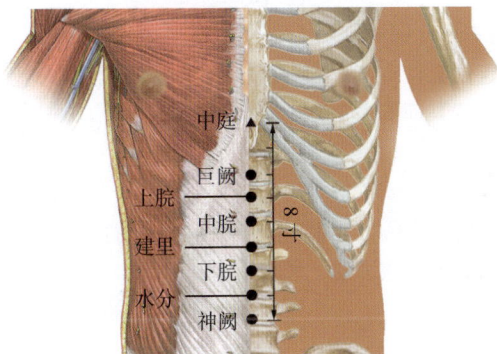

中庭 ▲
巨阙 ●
上脘 —— ●
中脘 ●
建里 —— ●
下脘 ●
水分 —— ●
神阙 ●

8寸

鸠尾 (Jiūwěi) (CV 15 络穴、膏之原穴)

【定位】在上腹部，剑胸结合部下 1 寸，前正中线上。

【功能】宽胸利膈，宁心定志。

中庭 (Zhōngtíng) (CV 16)

【定位】在胸部，剑胸结合中点处，前正中线上。

【功能】宽胸理气，降逆止呕。

膻中 (Tànzhōng) (CV 17 心包募穴、气会穴)

【定位】在胸部，横平第 4 肋间隙，前正中线上。

【功能】理气宽胸，平喘止咳。

玉堂 (Yùtáng) (CV 18)

【定位】在胸部，横平第 3 肋间隙，前正中线上。

【功能】止咳平喘，理气宽胸，活络止痛。

紫宫 (Zǐgōng) (CV 19)

【定位】在胸部，横平第 2 肋间隙，前正中线上。

【功能】理气平喘，止咳化痰。

华盖 (Huàgài) (CV 20)

【定位】在胸部，横平第 1 肋间隙，前正中线上。

【功能】止咳平喘，利咽止痛。

璇玑 (Xuànjī) (CV 21)

【定位】在胸部，胸骨上窝下 1 寸，前正中线上。

【功能】宽胸理气，止咳平喘。

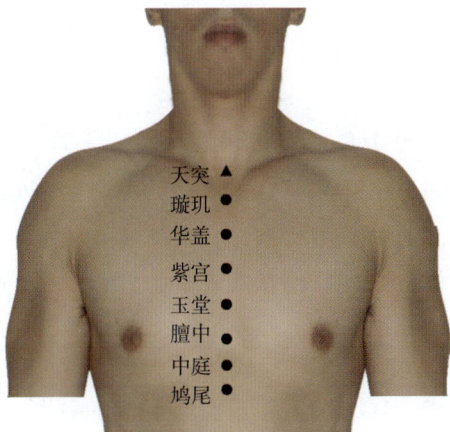

天突 ▲
璇玑 ●
华盖 ●
紫宫 ●
玉堂 ●
膻中 ●
中庭 ●
鸠尾 ●

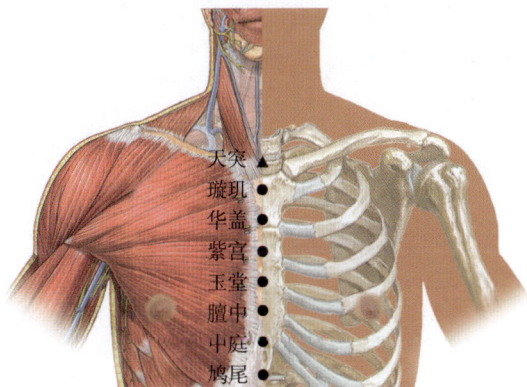

天突 ▲
璇玑
华盖
紫宫
玉堂
膻中
中庭
鸠尾

天突 (Tiāntū) (CV 22)

【定位】在颈前区，胸骨上窝中央，前正中线上。

【功能】宣肺平喘，清音止嗽。

廉泉 (Liánquán) (CV 23)

【定位】在颈前区，喉结上方，舌骨上缘凹陷中，前正中线上。

【功能】通利咽喉，增液通窍。

承浆 (Chéngjiāng) (CV 24)

【定位】在面部，颏唇沟的正中凹陷处。

【功能】祛风通络，镇静消渴。

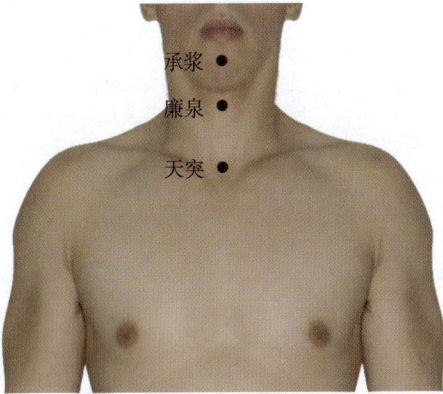

承浆
廉泉
天突

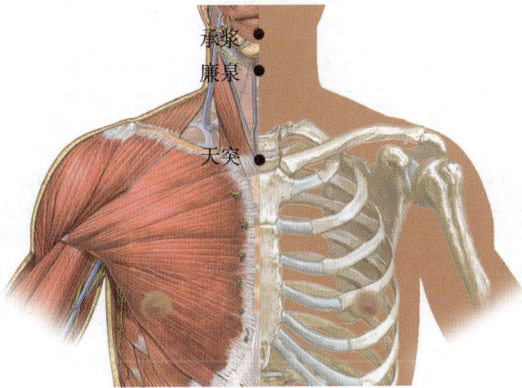

承浆
廉泉
天突

《每天学点中医丛书》（15本）

　　中医学通常被认为是一门古老而深奥难懂的医学，对于没有医学基础的读者更是如此。如何适应广大民众养生学习的需要，为之提供既有专业知识，又通俗易懂的中医药科普读物，成为一种急迫的社会需求。

　　丛书针对这些读者，将系统性与普及性、专业性与实用性相结合。对于中医药学的从业者或爱好者，可以学到中医学基础知识、中医诊断、中药、方剂、针灸、推拿等专业知识，还可以学到常用的艾灸、拔罐、皮肤美容、食疗、进补等实用技术和养生保健知识。

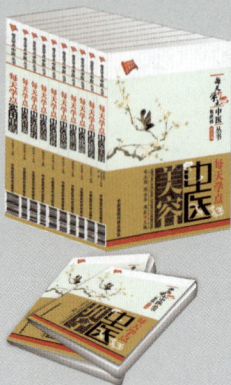

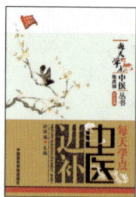

《每天学点中医进补》
○ 定价：36.00元

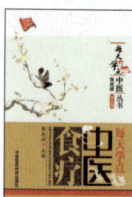

《每天学点中医食疗》
○ 定价：35.00元

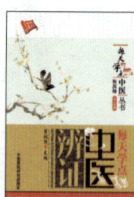

《每天学点中医辨证》
○ 定价：29.80元

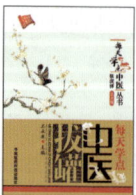

《每天学点中医拔罐》
○ 定价：29.80元

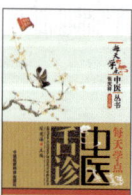

《每天学点中医舌诊》
○ 定价：29.80元

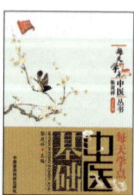

《每天学点中医基础》
○ 定价：29.80元

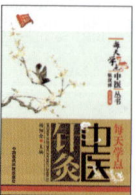

《每天学点中医针灸》
○ 定价：29.80元

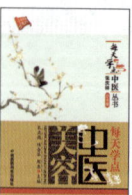

《每天学点中医美容》
○ 定价：35.00元

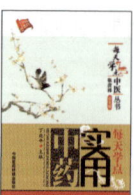

《每天学点实用中药》
○ 定价：49.00元